Prof. Dr. med. Ralf Oheim

MIT STARKEN KNOCHEN DURCHS LEBEN

Was Sie für die Gesundheit Ihrer Knochen tun können, um lange beweglich zu bleiben

INHALT

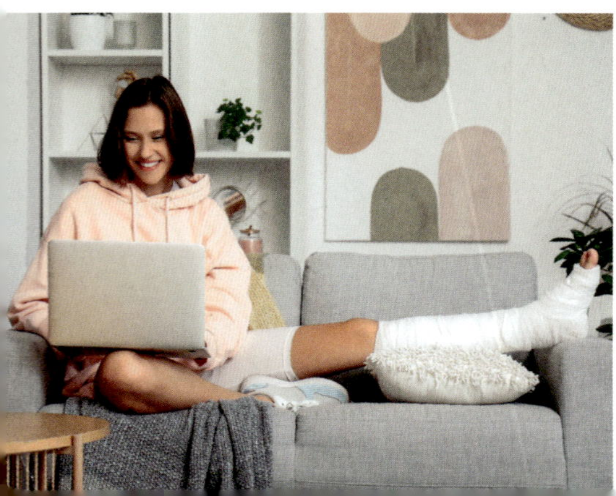

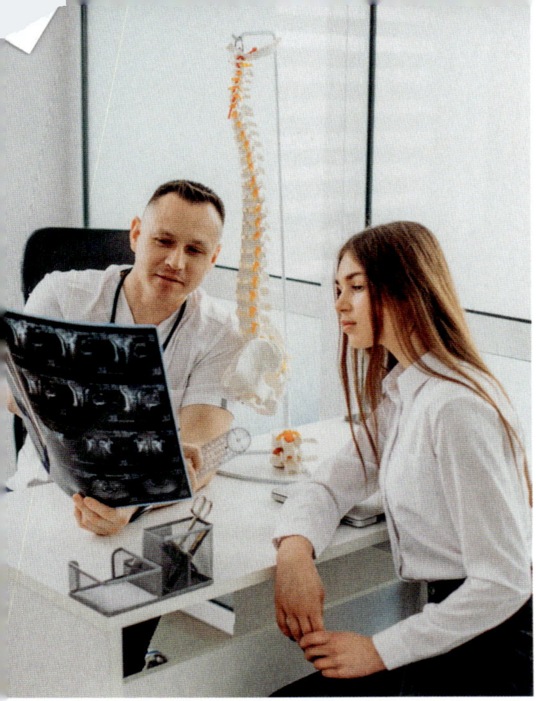

VORWORT

Liebe Leserinnen und Leser,

unsere Knochen haben ein Imageproblem! Da sie meist die einzigen Überbleibsel der menschlichen Existenz sind, werden sie häufig mit Tod und Vergänglichkeit assoziiert – und das in vielerlei Hinsicht und in vielen Kulturen. Dabei stellen unsere Knochen ein sehr lebendiges und aktives Organsystem dar, das sich zeitlebens regenerieren und an Belastungen anpassen kann. Auch dient der Knochen als Reservoir für viele lebenswichtige Mineralien, wie zum Beispiel Kalzium und Phosphat. Um unsere Knochen zu schützen und zu unterstützen, ist es wichtig, dass wir die wesentlichen Zusammenhänge der Knochenbiologie verstehen:
Unsere Knochen werden durch drei komplett unterschiedliche Zellarten tagein, tagaus auf- und ab- und damit umgebaut. Da gibt es die knochenaufbauenden Osteoblasten und die knochenabbauenden Osteoklasten sowie die ganz entscheidenden Osteozyten. Die Letztgenannten bilden sozusagen das Nervensystem des Knochens und durchziehen ihn mit feinen Zellfortsätzen. Diese können zum Beispiel Belastungen und lokale Schädigungen wahrnehmen und über Botenstoffe entsprechende Kommandos an die Osteoblasten und Osteoklasten senden, die den Knochen dann gemäß den lokalen Erfordernissen umgestalten.
Aber auch wenn dieses adaptive System der Knochenbiologie viele Vorteile für das Überleben bietet, gibt es konsequenterweise eine Kehrseite. Zwar kann sich der Knochen an Belastungen anpassen und die Architektur der Knochen entsprechend der Belastung ausrichten, es werden aber auch bei Minderbelastung oder gar Immobilität vermeintlich nicht benötigte Knochen abgebaut und wichtige Verstrebungen gekappt. Gleiches gilt für die Versorgung des Organismus mit wichtigen Mineralien und Nährstoffen. Zwar kann sich der Knochen in Hungerzeiten für den Gesamtorganismus „opfern" und diese Nährstoffe bereitstellen, naturgemäß geht das jedoch zulasten der Knochenmasse und der Knochenstruktur, was unbedingt vermieden werden sollte und auch vermieden werden kann!
Um „mit starken Knochen" durchs Leben zu gehen, ist ein aktiver Lebensstil mit regelmäßigem Kraft- oder Muskelaufbautraining genauso essenziell wie eine gesunde, ausgewogene, vor allem kalzium- und proteinreiche Ernährung. Dies gilt natürlich das ganze Leben lang, aber

vor allem in den besonders wichtigen Phasen des Knochenwachstums, also in Kindheit, Jugend und jungem Erwachsenenalter sowie jenseits des 50. Lebensjahres, wenn die Aktivität häufig allmählich abnimmt.
Es ist wahr, dass unsere Knochenmasse zu einem hohen Prozentsatz angeboren ist, also wesentliche Faktoren vererbt werden. Dies sollte jedoch nicht dazu führen, dass wir uns diesem Schicksal untätig ergeben. Denn auch bei angeboren erniedrigter Knochenmasse ist man immer besser dran, wenn man sich um seine Knochen kümmert, also entsprechend trainiert und richtig ernährt. Das gilt besonders dann, wenn schon eine systemische Knochenerkrankung wie die Osteoporose diagnostiziert wurde.
Die weit verbreitete Vorstellung, dass unsere Knochen vor allem ein passives Stützgebilde sind – vergleichbar mit den Mauern eines Hauses, welche mal mehr, mal weniger gut oder schlecht sind –, führt zu dem Trugschluss, dass Erkrankungen wie die Osteoporose schicksalshaft und kaum zu beeinflussen seien. Das stimmt aber nicht! Wir können zeitlebens sehr viel zu unserer Knochengesundheit beitragen, und auch wenn eine schwere Osteoporose besteht, gibt es heutzutage sehr erfolgreiche Therapiestrategien, um weitere Knochenbrüche und dadurch entstehende Beschwerden zu verhindern.
Mit diesem Buch möchte ich Ihr Interesse an dem großartigen Organsystem „Knochen" wecken und Sie ermuntern, sich aktiv um Ihre Knochengesundheit zu kümmern! Denn das ist in vielerlei Hinsicht möglich und sinnvoll. So können Sie möglichst lange fit und mobil durchs Leben gehen!

Ihr Ralf Oheim

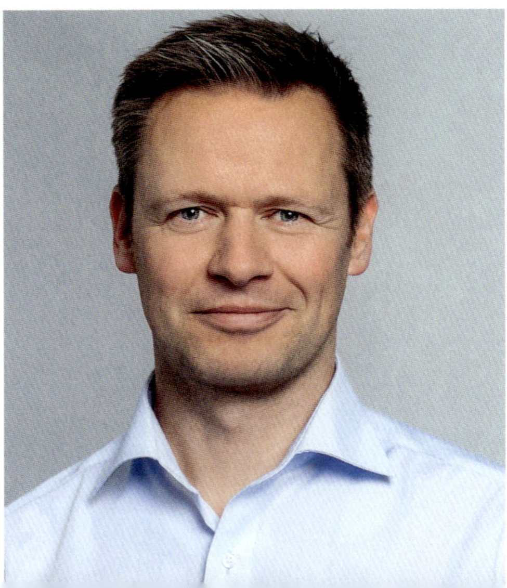

GRUNDLAGEN

Unsere Knochen sind viel mehr als nur ein starres Gerüst, das unseren Körper trägt. Sie sind ein lebendiges Organ, das sich selbst ununterbrochen um-, auf- und abbaut und sich zeitlebens an wechselnde Belastungen anpassen kann. Wie das funktioniert, erfahren Sie in diesem Kapitel.

WAS UNSERE KNOCHEN AUSZEICHNET

Dank ihres speziellen Aufbaus sind unsere Knochen leicht, aber auch unglaublich stabil, während sie gleichzeitig elastisch sind, sodass sie Druck und Zug, leichter Biegung und Drehung standhalten können. Was sich wie ein Widerspruch anhört, ist ein faszinierendes System unseres Körpers.

Das Skelett im Überblick

Insgesamt besteht das menschliche Skelett bei erwachsenen Menschen aus ungefähr 206 Knochen, wovon allein rund ein Viertel in unseren Händen steckt, was sie besonders beweglich macht. Wie viele Knochen eine Person genau hat, kann allerdings variieren, meist zwischen 206 und 214, da insbesondere Hände, Füße und Wirbelsäule unterschiedlich viele Knochen enthalten können beziehungsweise mehrere Knochen zu einem verschmolzen sein können.

Unser Skelett wird häufig auch als das „Knochengerüst" bezeichnet, bei dem die Wirbelsäule mit ihren in der Regel 24 Wirbelkörpern (7 Hals-, 12 Brust- und 5 Lendenwirbelkörpern) und den dazugehörigen Bandscheiben die tragende Achse bildet. Anders als ein Baugerüst oder die tragenden Balken eines Hauses hat unser Skelett allerdings nicht nur eine tragende beziehungsweise stützende Funktion, sondern es ist gleichzeitig äußerst flexibel und lässt uns mobil sein. Denn fast alle Knochen sind durch Gelenke mit Knorpel, Bändern und Muskeln miteinander verbunden, wodurch es einen komplexen Bewegungsapparat bildet. Wie genau diese Mitspieler zusammen mit unseren Knochen funktionieren, darauf kommen wir später noch einmal zurück.

Grundsätzlich lässt sich das menschliche Skelett grob in drei Bereiche unterteilen: Das Kopfskelett, das Rumpfskelett und das Gliedmaßenskelett.

Das Kopfskelett besteht zum einen aus dem Hirnschädel, also der Knochenkapsel, die das Gehirn schützt, und zum anderen aus dem Gesichtsschädel mit Augenhöhlen, Nasenbein, Wangen- und Kieferknochen. Fast alle Knochen des Kopfskeletts sind platte Knochen, die unbeweglich miteinander verbunden sind – mit Ausnahme unserer Kieferknochen: Unser Unterkieferknochen ist

Das menschliche Skelett

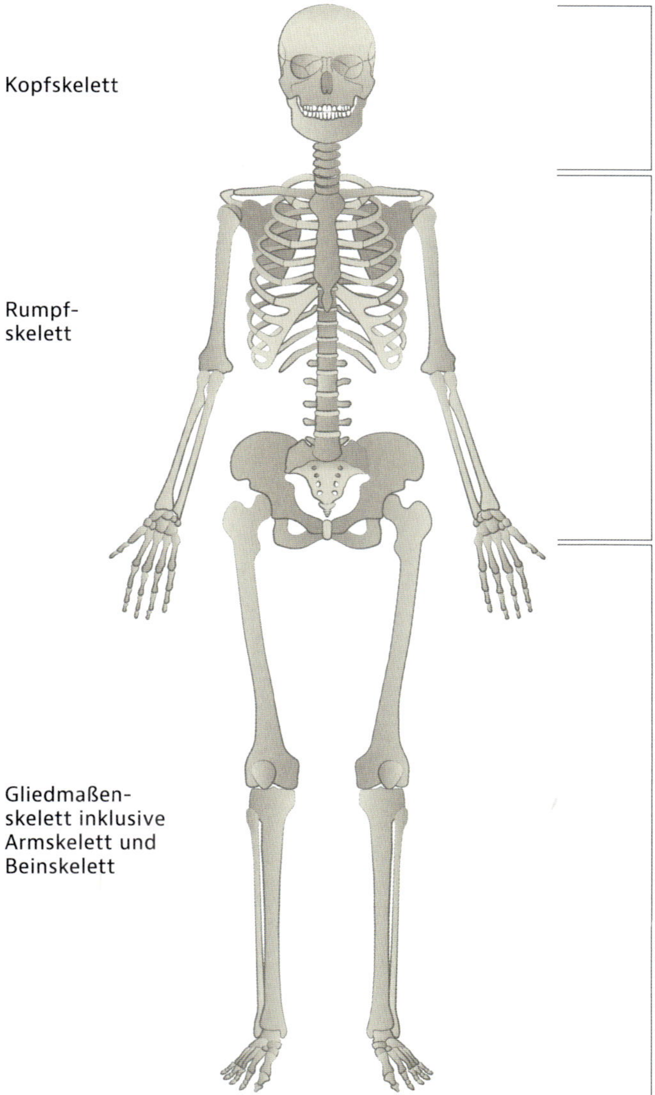

der einzige – über das Kiefergelenk – bewegliche Knochen des Kopfskeletts und zählt zu den unregelmäßigen Knochen. Unser Oberkieferknochen ist zwar ebenfalls unbeweglich und mit den anderen Knochen verbunden, zählt jedoch zu den luftgefüllten Knochen.
Die Wirbelsäule, der Brustkorb mit dem Brustbein und die Rippen bilden das Rumpfskelett, dessen Hauptaufgabe es ist, dem Körper Stabilität zu verleihen und uns aufrecht gehen und stehen zu lassen und außerdem die inneren Organe wie Herz und Lunge zu schützen.
Das Gliedmaßenskelett beinhaltet, wie die Namensgebung schon verrät, die Knochen unserer Gliedmaßen – also die Arm- und Beinknochen. Die Knochen des Schultergürtels und die des Beckens übernehmen die verbindende Aufgabe zum Rumpfskelett.
Unterteilt wird das Gliedmaßenskelett schließlich in das Arm- und Beinskelett. Der Oberarmknochen, Elle und Speiche sowie die etwa 27 Handknochen bilden das Armskelett, während Ober- und Unterschenkelknochen sowie die Kniescheibe und die 26 etwa Fußknochen zum Beinskelett zählen.

WUSSTEN SIE, ...

... dass unsere Arme und Beine sehr ähnlich aufgebaut sind, wenn es um die Knochen geht? Im oberen Bereich befindet sich ein großer Röhrenknochen, der Oberarm- beziehungsweise der Oberschenkelknochen, und im unteren Teil sind es zwei dünnere Röhrenknochen: Elle und Speiche im Arm und Schien- und Wadenbein im Bein. Aufgrund der Evolution und der Entwicklung unseres aufrechten Ganges sieht es bei Händen und Füßen mittlerweile nicht mehr ganz so identisch aus, aber auch diese haben grundsätzlich immer noch einen sehr ähnlichen Aufbau.

Unser Skelett ist also ein ausgeklügeltes System der Natur, das aus vielen verschiedenen Knochenformen zusammengesetzt ist, die ganz unterschiedliche Aufgaben haben. Es schützt unsere Organe, stützt und trägt unseren Körper, sorgt für den aufrechten Gang und die Fortbewegung, aber auch zum Beispiel für die Feinmotorik der Hände. Hinzu kommt, dass auch die Knochen selbst durch ihren Aufbau Stärke und Flexibilität miteinander verbinden und einen aktiven inneren Stoffwechsel haben, sodass sie sich das gesamte Leben hinweg an Belastungen anpassen und selbst regenerieren und reparieren können.

Die verschiedenen Knochentypen

Damit unsere Knochen ihre Aufgabe erfüllen können, ist die Form jedes Knochens nach seiner Funktion ausgerichtet. Schauen wir uns also zunächst erst einmal die Vielfalt unserer Knochen an, bevor wir im weiteren Verlauf das Skelett im Ganzen sowie die Mitspieler unserer Knochen, die Sehnen, Bänder und Muskeln, betrachten.

Während einige Knochen eine schützende Kapsel oder Schale bilden, wie unsere Beckenschaufeln, unser Schädelknochen oder der Brustkorb, der Herz und Lunge schützt, ermöglichen andere Knochen, zum Beispiel das kugelförmige Ende des Oberarmknochens im Schultergelenk, vor allem Bewegung. Überwiegend schützende Knochen sind meist flache, stabile Platten, während die Knochen in Armen und Beinen dagegen zwar ebenfalls aus stabilen, aber auch flexiblen und vergleichsweise leichten Röhrenknochen wie zum Beispiel Elle und Speiche am Unterarm oder Schien- und Wadenbein am Unterschenkel bestehen.

Wenn wir an einen Knochen denken, haben wir meistens einen langen beziehungsweise großen Röhrenknochen – zum Beispiel den Oberschenkelknochen – vor Augen, der typischerweise so aussieht: eine längliche Röhre, der sogenannte Knochenschaft, der in der Fachsprache als Diaphyse bezeichnet wird, deren Enden rundliche Verdickungen aufweisen, die die Gelenke bilden – die sogenannten Epiphysen. Der kurze Übergang von Diaphyse zur Epiphyse wird Metaphyse genannt.

Neben großen und kleinen Röhrenknochen sind am Skelettaufbau aber auch noch eine ganze Reihe verschiedener anderer Knochenarten beteiligt, wie zum Beispiel die bereits erwähnten platten Knochen, die unter anderem Schädel und Becken bilden.

Darüber hinaus gibt es viele unregelmäßige Knochen, wie die Hand- und Fuß-

Aufbau Röhrenknochen

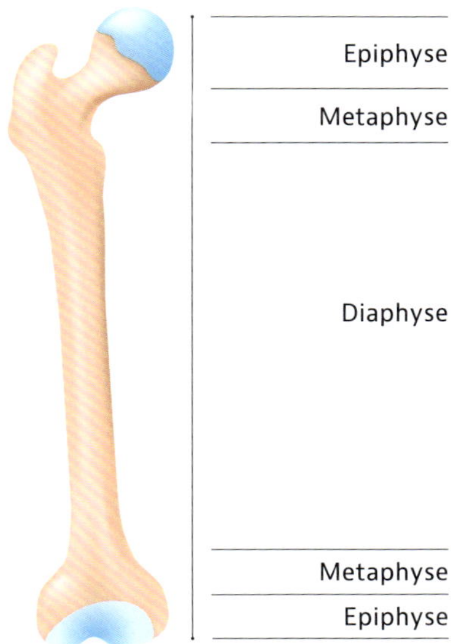

Knochentypen Mensch

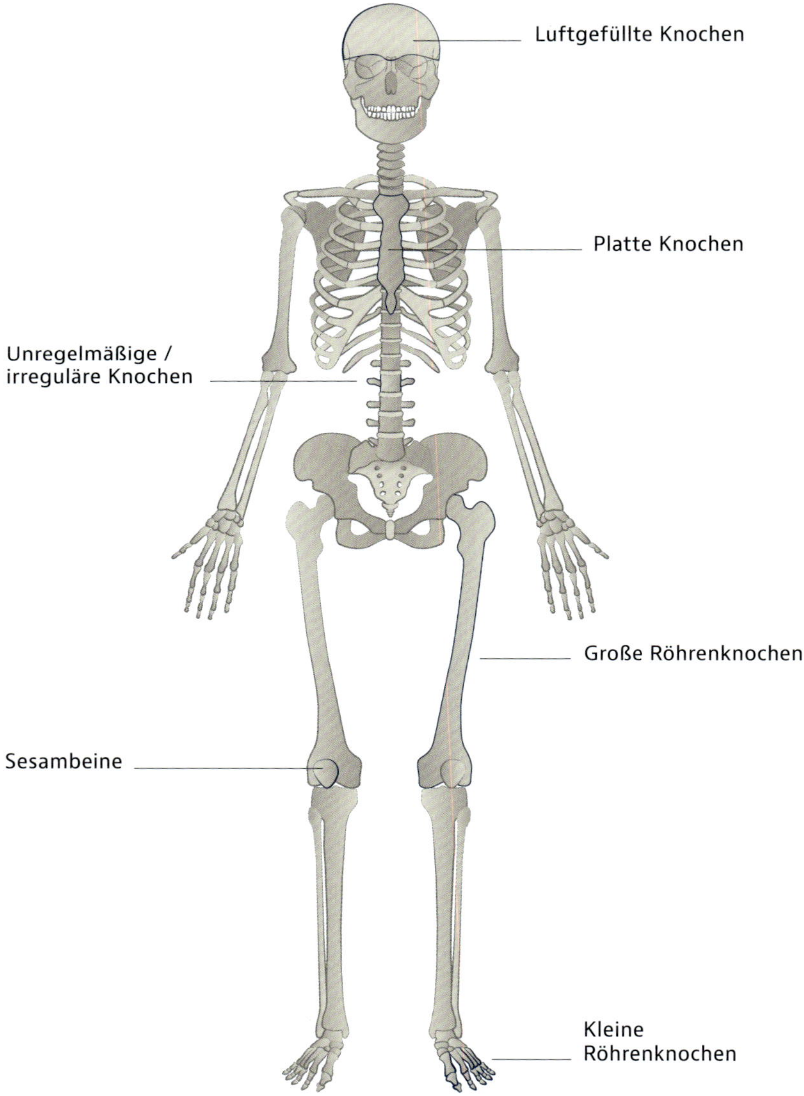

DIE VERSCHIEDENEN KNOCHENTYPEN

- **Röhrenknochen** wie zum Beispiel der Oberarmknochen, das Schien- und das Wadenbein oder der Oberschenkelknochen (große Röhrenknochen) sowie Mittelhand-/Mittelfußknochen, Zehen und Finger (kleine Röhrenknochen)
- **Platte Knochen** wie zum Beispiel Schulterblatt, Schädelknochen, Rippen oder Brustbein
- **Sesambeine** wie zum Beispiel die Kniescheibe
- **Luftgefüllte Knochen** wie zum Beispiel das Stirnbein oder der Oberkiefer
- **Unregelmäßige (irreguläre) Knochen** wie zum Beispiel die Hand- und Fußwurzelknochen, die keinem einheitlichen Bauplan folgen und sich den anderen Knochenformen nicht zuordnen lassen. Auch der Unterkieferknochen sowie die Wirbelkörper der Wirbelsäule gehören dazu.

wurzelknochen oder die Wirbelkörper der Wirbelsäule. Unregelmäßige oder irreguläre Knochen folgen keinem einheitlichen Bauplan und sind meistens sehr individuell, da sie in der Regel neben der Stütz- und Schutzfunktion gleichzeitig eine hohe Beweglichkeit vermitteln müssen.

Hinzu kommt die Gruppe der sogenannten Sesambeine, dessen berühmtester und größter Vertreter die Kniescheibe ist. Sesambeine lenken Sehnen um und helfen so, den Sehnenzug und damit die Kraftübertragung von Muskel auf Knochen optimal zu gestalten – dieser Drehpunkt wird auch als Hypomochlion bezeichnet und ist ein Trick der Natur, um eine optimale Muskelleistung zu ermöglichen.

Eine weitere besondere Knochenart sind die luftgefüllten Knochen. Das sind Knochen, die einen luftgefüllten Hohlraum haben, der mit Schleimhaut ausgekleidet ist. Unser Oberkiefer gehört zusammen mit den Kieferhöhlen zu dieser Knochengruppe, ebenso wie die Knochen, die die Paukenhöhle bilden, einen Teil des Hohlraumsystems unseres Mittelohrs, das sich zwischen Trommelfell und Innenohr befindet.

Der Aufbau unserer Knochen

Insbesondere an den Röhrenknochen lässt sich der komplexe Aufbau unserer Knochen besonders gut nachvollziehen – schauen wir ihn uns daher einmal genauer an:

Im Inneren des Knochens befindet sich eine schwammartige Struktur, die sogenannte *Substantia spongiosa (Spongiosa)*. Sie besteht aus winzigen Knochenbälkchen, den sogenannten Trabekeln, zwischen denen sich unzählige Hohlräume befinden. Dabei sind die Knochenbälkchen bei gesunden Knochen eher Knochenplättchen. Diese innere Substanz wird von der *Substantia compacta (Kompakta)* umhüllt, die auch als Kortikalis bezeichnet. Im Gegensatz zur Spongiosa ist sie allerdings eine wirklich dicht gepackte, sehr harte und stabile Knochenschicht ohne Hohlräume. Und natürlich ist auch die Spongiosa starrer

Knochenaufbau

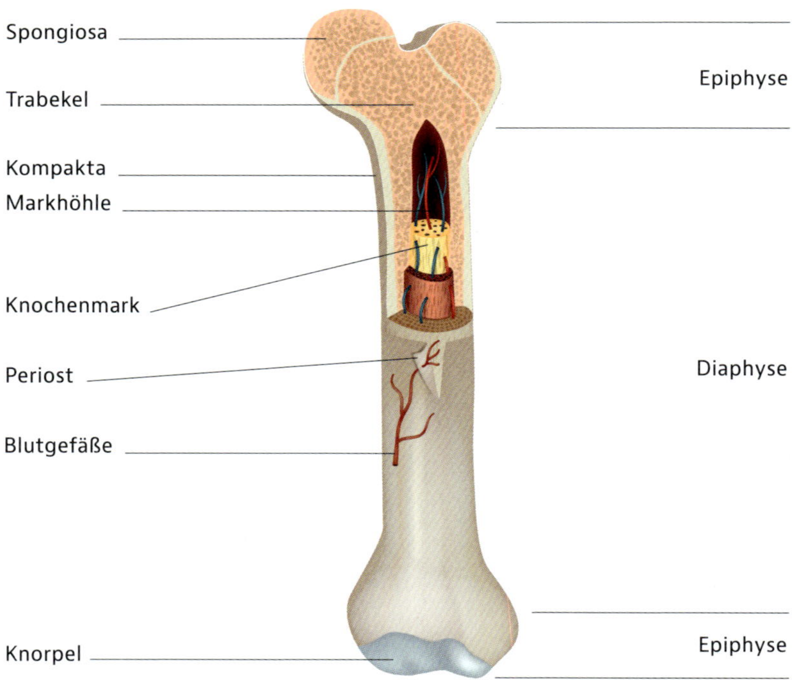

ACHTUNG, VERWECHSLUNGSGEFAHR!

Viele Menschen bringen die Begriffe Knochenmark und Rückenmark durcheinander. Knochenmark meint das blutbildende Gewebe, das innerhalb bestimmter Knochen vorkommt und das sich in wenigen Wochen regenerieren, also neu bilden kann, wenn zum Beispiel Anteile davon entnommen werden. Das Rückenmark befindet sich dagegen im Wirbelkanal und ist Teil des Nervensystems. Es kann nicht entnommen oder transplantiert werden. Besonders im Falle der Stammzellenspende zur Behandlung von Patientinnen und Patienten mit Blutkrebs (Leukämie) kommt es hier bei potenziellen Spendern immer wieder zu Irritationen, weil sie denken, das Rückenmark könnte verletzt werden. Die Gewinnung von Stammzellen hat allerdings nichts mit dem Rückenmark zu tun, sondern kann durch zwei verschiedene Verfahren erfolgen: die periphere Stammzellenentnahme oder die Knochenmarkentnahme.
Bei der Knochenmarkentnahme wird (ggf. unter Vollnarkose) ein Knochenmark-Blut-Gemisch aus dem Beckenkamm entnommen und bei der peripheren Stammzellenentnahme, die zu etwa 90 Prozent zum Einsatz kommt, werden die Stammzellen mittels eines speziellen Verfahrens (Apherese) direkt aus dem Blut der Spender gewonnen.

und spröder als ein Schwamm, wie wir ihn aus dem Badezimmer kennen. Um die Struktur der Spongiosa zu verbildlichen, wird dieser Vergleich allerdings oft zu Hilfe genommen.
Die gelenkbildenden Knochenanteile, die Epiphysen, sind zudem von einer Knorpelschicht bedeckt. Diese Knorpelschicht gleicht Ungleichheiten der Gelenkpartner aus, dient als Stoßdämpfer und reduziert die auftretenden Reibungskräfte bei Bewegung.
Außerhalb der Gelenke wird die Kompakta von einer gut durchbluteten Knochenhautschicht, dem Periost, umhüllt, die den Knochen versorgt und die mit Nerven ausgestattet ist, welche zum Beispiel bei Knochenbrüchen oder wenn man sich das Schienbein stößt, den Schmerz vermitteln.
Im Inneren des Knochens finden wir außerdem das Knochenmark, das als eine weiche Masse die Hohlräume innerhalb der Knochen ausfüllt und bei dem

zwischen dem roten und dem gelben Knochenmark unterschieden wird. Während es sich beim gelben Knochenmark um Fettgewebe handelt, übernimmt das rote Knochenmark eine besonders wichtige Aufgabe im Körper: Es ist der Ort der Blutbildung. Sie sehen jetzt schon: Unsere Knochen sind also tatsächlich für so viel mehr in unserem Körper verantwortlich, als man vielleicht vermuten mag. Dazu kommen wir allerdings später noch einmal zurück – bleiben wir zunächst noch einen Moment beim Aufbau unserer Knochen.

Das gelbe Knochenmark bildet sich erst im Laufe unseres Lebens aus dem roten Mark, sodass mit zunehmendem Alter immer mehr rotes in gelbes Knochenmark umgewandelt wird. Und so kommt es, dass bei Erwachsenen das gelbe Mark vor allem die Diaphysen, also die langen Mittelstücke unserer Knochen, füllt, während das rote Mark sich hauptsächlich im Inneren der platten und unregelmäßigen Knochen befindet, zum Beispiel im Becken und in der Wirbelsäule.

Unser Körper arbeitet, wenn es um unsere Knochen geht, nach dem Prinzip der Leichtbauweise. Dabei wird die Konstruktion mit möglichst wenig Material gemäß der Hauptbelastung ausgerichtet und verstärkt. Denn unser Körper will grundsätzlich erst einmal so wenig Gewicht wie möglich mit sich herumschleppen, versucht aber gleichzeitig, in

DAS PRINZIP DER LEICHTBAUWEISE

Wäre ein Knochen im Inneren mit einer dichten Knochenmasse gefüllt, könnte er bei Weitem nicht die Funktion erfüllen, die er dank der Kombination aus einer festen Außenwand (Kortikalis) und der leichten Innensubstanz (Spongiosa) leisten kann:

- Die Trabekel-Bauweise ermöglicht einen geringeren Materialeinsatz und erhöht gleichzeitig die Stabilität.
- Die Trabekel ermöglichen mit ihrer großen Oberfläche einen intensiven Knochenstoffwechsel.
- Der Knochen ist bei Belastungssituationen flexibel und stabil zugleich.
- In den Zwischenräumen hat das empfindliche Knochenmark Platz.
- Der Knochen kann sich leicht regenerieren. Kleine Verletzungen (Mikrofrakturen) am und im Knochen werden schnell repariert.

Leichtbauweise in unserem Körper

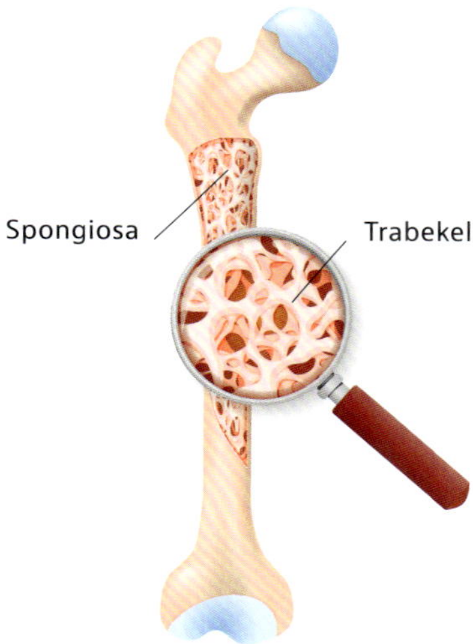

seinen Konstruktionen so stabil wie möglich zu sein. Dieses Konzept spiegelt sich auch im schwammartigen Aufbau der Spongiosa wider, die für eine große Stabilität des Knochens bei relativ geringem Gewicht sorgt.
Dieses Prinzip kennt man auch aus der Architektur oder beim Bau von Flugzeugen: Je weniger Material eingesetzt werden muss, desto weniger Energie wird benötigt, es zu bewegen beziehungsweise stabil zu halten. Denn auch wenn unser Skelett nur etwa zehn Prozent unseres Gesamtgewichts ausmacht, versucht unser Körper stets so effizient wie möglich zu arbeiten. An dieser Stelle können wir daher auch endgültig mit einem weiteren Mythos aufräumen: Die Ausrede, man habe – wenn es um das Körpergewicht geht – nur „schwere" Knochen, gilt ab jetzt nicht mehr!
Ein berühmtes Beispiel aus der Architektur ist der Eiffelturm in Paris. Seine Struktur aus unzähligen Stahlverstrebungen ähnelt dem Aufbau unserer Knochenbälkchen, was ihn als Bauwerk unglaublich stabil dastehen lässt, aber auch gleichzeitig flexibles Bewegen ermöglicht, wie zum Beispiel bei einem Sturm.

Leichtbauweise in der Architektur

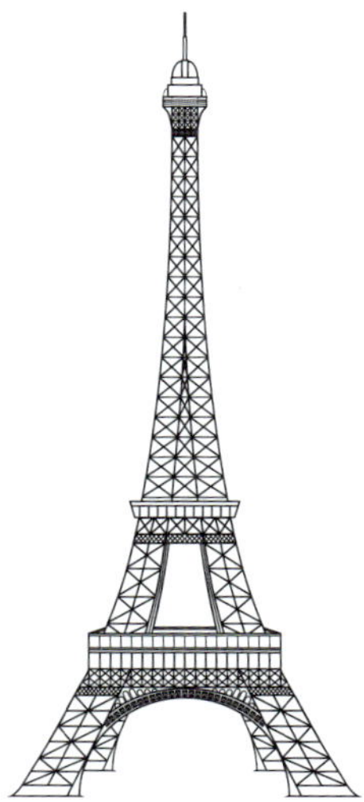

Die Knochenzellen

Sowohl die Kompakta als auch die Spongiosa werden zeitlebens ununterbrochen von speziellen Knochenzellen auf-, ab- und umgebaut. Die knochenaufbauenden Osteoblasten sowie die knochenabbauenden Osteoklasten werden dabei von den im Knochen eingemauerten Osteozyten koordiniert (dazu im nächsten Absatz mehr). Wie andere Gewebe erneuern sich auch unsere Knochen ununterbrochen und reparieren Defekte, wie zum Beispiel Mikrofrakturen. Auf diese Weise wird unser gesamtes Skelett etwa alle sieben Jahre runderneuert!

Hierfür produzieren die Osteoblasten die Grundsubstanz des Knochens, das sogenannte Osteoid, das wiederum durch verschiedene Stoffe, vor allem Kalzium, Phosphat und Vitamin D mineralisiert, sodass die mineralisierte Knochenmatrix entsteht. Wenige Osteoblasten werden dabei ins Osteoid eingebaut, sozusagen lebendig begraben und befinden sich dann tief in der mineralisierten Knochenmatrix. Diese Zellen werden als Osteozyten bezeichnet und sind die am häufigsten vorkommenden Knochenzellen. Sie sind auch wesentlich langlebiger als Osteoblasten und Osteoklasten. Die Osteozyten haben viele Fortsätze und durchziehen unsere Knochen wie eine Art Nervensystem. Denn die Osteozyten können Belastungen und Verletzungen im Knochen wahrnehmen und in der Folge mit den anderen Knochenzellen kommunizieren. So senden die Osteozyten über Botenstoffe aus dem Inneren der Knochenmatrix Signale an die Osteoblasten und Osteoklasten, um entsprechend lokal einen Knochenauf- oder -abbau einzuleiten.

Für den Abbau der Knochenmatrix sind zunächst die Osteoklasten zuständig. Osteoklasten sind im Übrigen die einzigen Zellen unseres Körpers, die Knochen abbauen können. Sie geben Enzyme und Säure ab, die den Knochen zersetzen. Und das ist gut so! Denn auch wenn häufig der Eindruck entsteht, dass die Osteoklasten damit die „bösen" Zellen des Knochens sind – sie sind absolut relevant für den Knochenumbau! Dieser beginnt nämlich in der Regel mit dem Abbau von altem, geschädigtem Knochenmaterial. Diese Strukturschäden können zum Beispiel sogenannte Mikrofrakturen (Micro-Cracks) sein, die bei einem „alten" Knochen durch alltägliche Belastung entstehen können. Wenn diese erkannt worden sind, wird der physiologische Erneuerungsprozess, das heißt der Abbau des alten und schließlich der Aufbau des neuen Knochenmaterials, eingeleitet. Diese Reparationsvorgänge funktionieren natürlich auch bei Überlastungen oder Traumata, wobei Knochen ohne Narbenbildung heilen können.

Das Ziel der steten Auf- und Abbauprozesse unserer Knochenzellen ist es also,

die Knochenstruktur den individuellen Belastungen bestmöglich anzupassen. Wird ein Knochen belastet, können Osteozyten diese Belastung „messen" und anschließend Osteoblasten aktivieren, um den Knochen zu verstärken und damit den Knochen aufzubauen.
Knochenbereiche, die zu wenig oder gar nicht belastet werden, werden vom Körper als überflüssig eingestuft und daher in einer logischen Konsequenz von den Osteoklasten abgebaut. Denn da zelluläre Prozesse immer Materialien und Energie benötigen, werden von unserem Körper nur Systeme unterhalten, die auch genutzt werden. Oder anders formuliert: Wenn unser Körper denkt, dass wir bestimmte Knochen oder Knochenbereiche nicht benötigen, weil wir sie nicht nutzen beziehungsweise nicht ausreichend belasten, baut er sie nach und nach ab. Dann können am Ende schon geringe Belastungen zu einem Bruch des Knochens führen.
Das zeigt sich besonders deutlich bei langer Bettlägerigkeit oder im Weltraum bei Schwerelosigkeit. Überwiegen die Abbauprozesse, entstehen größere Hohlräume zwischen den Knochenbälkchen (Trabekeln), aber auch in der Kortikalis, was den Knochen instabiler, weniger belastbar werden lässt.
Entscheidend für die Qualität und Stabilität unserer Knochen ist also ihre komplexe Struktur sowie deren Erhalt. Und damit sind wir bereits beim ersten Knackpunkt angelangt, wenn es um unsere Knochengesundheit geht: Unsere Knochen wollen und müssen ausreichend belastet und versorgt werden, damit diese Umbauprozesse im Gleichgewicht bleiben.

Wie entstehen und wachsen Knochen?

Wenn man den Vorgang der Knochenbildung und den Vorgang des Knochenwachstums betrachtet, dann werden oft zwei verschiedene Fachbegriffe verwendet: die Osteogenese und die Ossifikation. Und auch wenn diese Begriffe häufig synonym verwendet werden, wollen wir sie der Vollständigkeit halber kurz einmal differenzieren: Die Osteogenese bezeichnet die Entstehung eines individuellen Knochens, während die Ossifikation allgemein die Bildung von neuem Knochenmaterial beschreibt, zum Beispiel im Wachstum oder nach einem Knochenbruch, aber auch bei pathologischen, also krankhaften, Verknöcherungen.
Wie Sie bereits wissen, sind für den Aufbau eines Knochens beziehungsweise für die Bildung von Knochenmaterial unsere Knochenaufbauzellen, die Osteoblasten, zuständig. Hierzu bilden sie zunächst eine noch unverkalkte Knochengrundsubstanz, das sogenannte Osteoid, in das – mithilfe von Vitamin D – Kalzium und Phosphat eingelagert werden, wodurch das sogenannte

Hydroxylapatit, die mineralisierte Knochengrundsubstanz oder Knochenmatrix, gebildet wird. Je nach Art des Knochens läuft das Wachstum auf zwei verschiedenen Wegen ab:
Erstens: Über die sogenannte desmale Ossifikation, die auch als direkte Ossifikation bezeichnet wird. Hierbei entstehen die Osteoblasten direkt an Ort und Stelle und bilden vor Ort den Knochen. Schädelknochen und das Schlüsselbein wachsen zum Beispiel durch diese direkte Ossifikation.
Zweitens: Über die sogenannte chondrale Ossifikation, bei der die Bildung von Knochenmaterial über den Zwischenschritt eines knorpeligen Grundgerüstes erfolgt. Dabei wird der Knochen zunächst knorpelig (chondral) vorgeformt und dann Knorpelzellen durch Knochenzellen ersetzt, die das knorpelige Grundgerüst mineralisieren beziehungsweise das Knorpelmaterial schrittweise durch Knochengewebe ersetzen. Auf diese Weise werden die allermeisten Knochen gebildet, wie zum Beispiel die Röhrenknochen. Und auch das Längenwachstum erfolgt über eine knorpelige Vorlage.
Wenn Sie nun einmal kurz an die vorangegangene Beschreibung der Röhrenknochen denken, dann erinnern Sie sich bestimmt an den Aufbau: Zwischen dem langen Mittelteil, der Diaphyse, und dem Endstück, der Epiphyse, befindet sich die Metaphyse. Wenn sich der Knochen im Wachstum befindet, ist das der Bereich, in dem neues Knochenmaterial gebildet wird. Daher wird dieser knorpelige Bereich im Knochen auch als Wachstumsfuge oder Epiphysenfuge bezeichnet.
In der Wachstumsfuge vermehren sich zunächst die Knorpelzellen. Der neu gebildete Knorpel wird in Richtung der Diaphyse, also in Richtung der Knochenmitte, nach und nach in Knochen umgebaut. Diese ersten verknöcherten Bereiche im Inneren der Knorpelstrukturen werden nun zunehmend immer größer und verschmelzen schließlich miteinander. Damit dies geschehen kann, werden über die Blutgefäße Kalzium, Phosphat, Proteine und andere Nährstoffe zu den Knochenkernen transportiert, sodass sich schrittweise der vollständige Knochen entwickeln kann.
Dieser Wachstumsprozess dauert in der Regel bis zum Abschluss der Pubertät an, dann ist die Wachstumsfuge verschlossen und der Knochenschaft ist mit den Knochenenden vollständig zusammengewachsen. Damit diese Wachstumsprozesse reibungslos stattfinden können, ist es also sehr wichtig, dass Kinder und heranwachsende Menschen einen Lebensstil führen, der ihre Knochen mit allem versorgt, was diese brauchen. Und dies funktioniert vor allem über eine gesunde und ausgewogene Ernährung sowie ausreichend Belastung durch viel Bewegung, also Sport. Wie genau eine

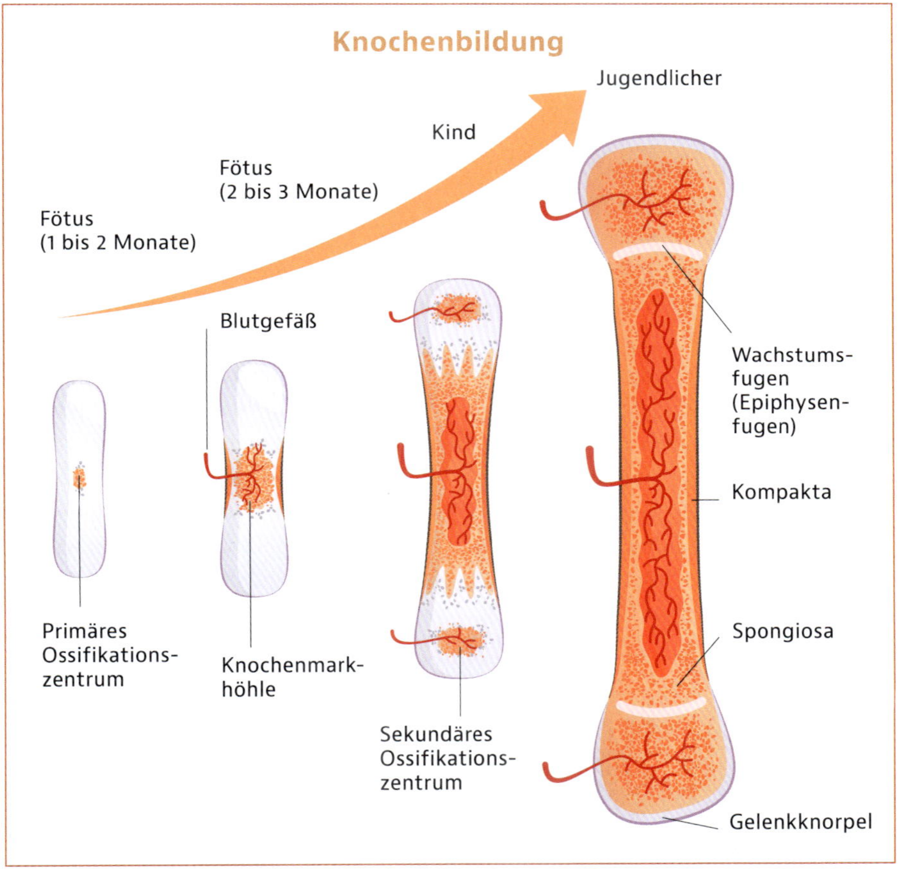

knochengesunde Ernährung aussieht, dazu mehr im Kapitel „Ernährung". Ebenso werden wir im Kapitel „Sport und Bewegung" ausführlich auf die Bedeutung von Bewegung eingehen. Aber auch nach dieser Wachstumsphase ist der Knochen nicht fertig! Denn das ist er im Grunde nie, wenn man es so ausdrücken will. Wie wir ja bereits festgestellt haben, finden die Auf- und Abbauprozesse unserer Knochen das gesamte Leben lang statt. Und dies so konsequent, dass man pauschal formulieren kann, dass sich unsere Knochen im Schnitt etwa alle sieben Jahre grunderneuert haben. Unser Körper gibt also alles, damit sein Gerüst tatsächlich immer auf dem aktuellsten Stand ist.

Wie regenerieren und heilen Knochen?

Knochen ist das einzige Gewebe, das ohne Narbenbildung heilen kann. Bei allen anderen Geweben – so auch bei der Haut – wird bei größeren Verletzungen das Originalgewebe durch Narbengewebe ersetzt. Da sich der Knochen aber zeitlebens umbaut und an die jeweiligen Bedürfnisse anpasst, kann man nach Jahren oft keine Narbe mehr erkennen.

Wenn ein Knochen, zum Beispiel nach einer Fraktur, dank der raffinierten Aufbauprozesse von selbst heilt, ist die Verletzung oft irgendwann so gut wie nicht mehr auszumachen. Selbst gesplitterte Knochen können bei entsprechender Behandlung oftmals repariert werden und wieder normal funktionieren.

Wie schnell Knochen ausheilen, hängt unter anderem vom Alter der Betroffenen ab, ob noch andere Erkrankungen vorliegen und wie groß der begleitende Weichteilschaden ist. Bei Kindern heilen Knochen zum Beispiel viel schneller als bei Erwachsenen. Das liegt an den natürlichen Knochenaufbauprozessen durch die Osteoblasten, die im jungen Alter deutlich aktiver sind. Krankheiten oder Verhaltensweisen, die zum Beispiel die Durchblutung verschlechtern, wie Diabetes mellitus, chronische Nierenerkrankungen oder Rauchen, verlangsamen hingegen die Heilung. Bei Frakturen kann man die Heilung in drei sich

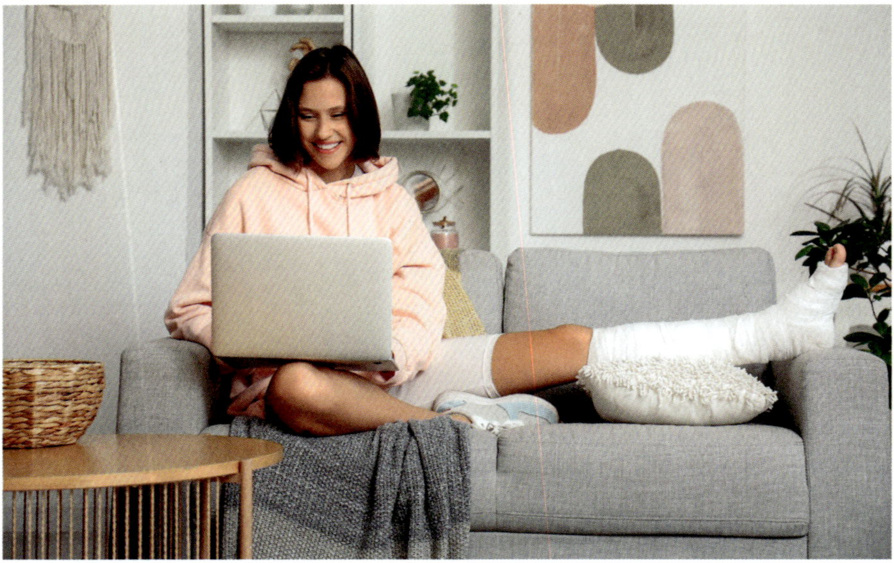

überlappende Phasen unterteilen: Zunächst entsteht nach dem Trauma eine lokale Entzündung, dann folgt die Phase der Rekonstruktion, also der Wiederaufbau durch neues Knochenmaterial, und zum Schluss steht die Umgestaltung, idealerweise mit Anpassung an die ursprüngliche Form.

In der Entzündungsphase wandern Zellen des Immunsystems direkt nach dem Bruch zur Verletzungsstelle, um geschädigtes Gewebe zu entfernen. Dabei setzen die Immunzellen Botenstoffe frei, die weitere spezifische Immunzellen anziehen. Außerdem kommt es zur Ausbildung neuer kleinster Gefäße, die den Blutfluss in dem Bereich verstärken und bewirken, dass der geschädigte Bereich mit ausreichend Flüssigkeit und Nährstoffen versorgt wird. Diese Vorgänge führen insgesamt zu einer lokalen Entzündungsreaktion, die man vor allem bei Knochen, die dicht unter der Haut liegen, auch an den klassischen Entzündungszeichen erkennt: Die Region wird rot, schwillt an und ist druckempfindlich.

Hat die Entzündungsphase ihren Höhepunkt innerhalb weniger Tage erreicht, braucht sie nun Wochen, bis sie wieder abklingt und parallel dazu die Rekonstruktionsphase einsetzt. In dieser Phase muss der Bruch häufig ruhiggestellt werden – zum Beispiel mithilfe eines Gipses oder einer Schiene. Denn nun wird neues Knochengewebe gebildet. Wie wir schon im vorigen Kapitel festgehalten haben, enthält neuer Knochen zunächst kaum Kalzium und Phosphat und ist weich und biegsam. Er kann daher leicht beschädigt, verformt oder verschoben werden. Wird der Bruch in dieser Phase viel bewegt, können sich die Bruchstücke verschieben oder die knöcherne Heilung sogar ganz ausbleiben. In der Regel spricht man nach drei Monaten ausbleibender Heilung von einer verzögerten Knochenbruchheilung und nach sechs Monaten ausbleibender Heilung von einer sogenannten Pseudarthrose, einem Scheingelenk. Mit dem Einsetzen der Umgestaltungsphase wird zunehmend mehr Kalzium in den neuen Knochen eingelagert, was ihn fest werden lässt. Diese Phase kann, je nach Knochen und Art der Verletzung, mehrere Wochen bis Monate in Anspruch nehmen, bis sie vollständig abgeschlossen und die normale Form und Struktur des Knochens wieder komplett hergestellt sind. In dieser Phase können die Betroffenen das verletzte Körperteil nach und nach wieder normal einsetzen. Sie sollten jetzt ihre üblichen Aktivitäten langsam wieder aufnehmen und das verletzte Körperteil allmählich wieder mehr belasten. Dies ist nun sogar entscheidend, da die vorsichtige Inanspruchnahme notwendig ist, damit der neu gebildete Knochen entsprechend den verschiedenen Druckeinwirkungen optimal ausgerichtet wird.

DAS WUNDERWERK KNOCHEN

Die steten Auf- und Abbauprozesse unserer Knochen sind abhängig von bestimmten Hormonen und Nährstoffen. Wie die Zahnräder in einem Uhrwerk greifen unzählige Mechanismen ineinander, und wenn es an der einen oder anderen Stelle hakt, kann das gesamte System aus dem Takt geraten.

Unsere Knochen im steten Wandel

Die Grundformen unserer Knochen werden ganz überwiegend als weiches Knorpelgerüst beim Embryo im Mutterleib angelegt und beginnen etwa ab der 28. Schwangerschaftswoche (3. Trimenon) bis zum Ende des ersten Lebensjahres zu verknöchern. Die umgangssprachliche Formulierung, dass Babys „weiche Knochen" haben, entspricht also tatsächlich der Wahrheit. Mit fortschreitendem Alter, etwa bis zum Ende der Pubertät beziehungsweise bis zum Ende des zweiten Lebensjahrzehnts, wachsen unsere Knochen in die Breite und in die Länge und nehmen außerdem an Mineralisation zu. Die Wachstumsprozesse der unterschiedlichen Knochen laufen allerdings nicht immer gleichmäßig ab, weshalb sich die Körperproportionen von heranwachsenden Menschen immer wieder verändern können. Spannend ist ebenfalls, dass es dem Körper dabei gelingt, das Wachstum der einzelnen Knochen so aufeinander abzustimmen, dass stets ein funktionstüchtiges Skelett bereitsteht.

Bis etwa zum Ende des zweiten Lebensjahrzehnts überwiegt der Knochenaufbau sowie die Zunahme der Knochenmasse durch die sogenannte sekundäre Mineralisation, also die Mineralisation von bereits als Osteoid gebildeten Knochen, sodass wir im Alter von etwa 25 Jahren die größte Knochenmasse unseres Lebens, die sogenannte „Peak-Bone-Mass", erreicht haben. Wichtig ist es hier zu betonen, dass dementsprechend der Lebensstil in Kindheit und Jugend tatsächlich großen Einfluss auf das Erwachsenenskelett und die Knochendichte hat. Kinder, die sich viel auf natürliche Weise bewegen und Sport treiben, haben als Erwachsene mehr und stärkere Knochen als Kinder, die deutlich

weniger aktiv sind. Die „Peak-Bone-Mass" beschreibt also nicht einen bestimmten Wert der Knochenmasse, den alle Menschen automatisch erreichen! Ganz im Gegenteil – die individuelle maximale Knochenmasse wird vor allem durch genetische Faktoren bestimmt sowie durch die Belastung und die Ernährung im Kindes- und Jugendalter. Eine hohe „Peak-Bone-Mass" ist dabei ganz wesentlich für die Knochengesundheit im Alter. Belegt ist zum Beispiel, dass bei einer um 10 Prozent höheren „Peak-Bone-Mass" das Risiko für osteoporotische Knochenbrüche im Alter um die Hälfte sinkt. Eltern sollten bei ihren Kindern also von Anfang an auf eine gesunde Ernährung und ausreichend Bewegung achten, zum Beispiel indem sie sie ermuntern, in einem Verein Sport zu treiben.
Im weiteren Verlauf des Lebens halten sich im jungen und mittleren Erwachsenenalter die Auf- und Abbauprozesse meist die Waage, bis ab einem Alter von ungefähr 50 Jahren die Abbauprozesse überwiegen. Dies betrifft zunächst vor allem Frauen, bei Männern nehmen diese Abbauprozesse etwa fünf bis zehn Jahre später vermehrt zu. Dies liegt vor allem daran, dass das weibliche Geschlechtshormon Östrogen die Knochen bis zu den Wechseljahren schützt, indem es die knochenaufbauenden Osteoblasten aktiviert und die knochenabbauenden Osteoklasten hemmt. Wenn die Wechseljahre beginnen und der Hormonspiegel allmählich sinkt, fällt

DIE „PEAK-BONE-MASS"

Bis etwa zum 25. Lebensjahr überwiegt der Knochenaufbau sowie die Zunahme der Knochenmasse. Beeinflusst werden diese genetisch determinierten Wachstumsprozesse durch den Lebensstil – und zwar sowohl positiv als auch negativ. Je gesünder die Ernährung in jungen Jahren ist und je aktiver Kinder und Jugendliche unterwegs sind, desto höher wird die „Peak-Bone-Mass" wahrscheinlich ausfallen. Bedingt durch hormonelle Veränderungen, den Lebensstil als Erwachsene mit abnehmender körperlicher Belastung und eventuell vorliegende Krankheiten überwiegen dann im Alter zunehmend die Abbauprozesse. Je höher die „Peak-Bone-Mass" also ist, desto mehr „Puffer" haben wir im Alter.

KNOCHENDICHTE

Wenn von Knochendichte beziehungsweise von Knochenmasse die Rede ist, dann geschieht dies oft im Zusammenhang mit Osteoporose, weil die Knochendichte häufig als Ausdruck für die Stabilität der Knochen gesehen wird.
Die Knochendichte ist für die Stabilität der Knochen allerdings nur eine Variable von vielen. Neben der Knochendichte, die ein Maß für die Masse des mineralisierten Knochens ist, ist auch noch die Knochenstruktur sowie die Mineralisation von ganz entscheidender Bedeutung.
Darüber hinaus gibt es viele weitere Faktoren, die alle zusammen die Knochenqualität bestimmen. Auf diesen Punkt gehen wir im Kapitel „Das alles macht die Qualität unserer Knochen aus“ noch genauer ein (siehe Seite 29) .

dieser Schutzmechanismus weg und der Knochen wird schneller abgebaut.
Bevor wir aber auf den genauen Zusammenhang von Hormonen und Knochengesundheit eingehen, fassen wir an dieser Stelle erst einmal kurz zusammen:
Unsere Knochendichte verändert sich im Laufe des Lebens, wobei zunächst die Aufbau- die Abbauprozessen überwiegen. Grundsätzlich halten sich im jungen und mittleren Erwachsenenalter Aufbau und Abbau von Knochenstrukturen die Waage, der Knochen ist stabil und erneuert sich kontinuierlich. Gerät dieses Wechselspiel mit zunehmendem Alter schließlich aus dem Gleichgewicht, verlieren die Knochen an Masse und Struktur und somit an Stabilität. Krankheitsbilder wie zum Beispiel die Osteoporose können entstehen. Die gute Nachricht ist: Wir können tatsächlich zeitlebens etwas für unsere Knochengesundheit tun! Denn schwache Knochen gehören keineswegs zu den unumgänglichen Alterserscheinungen.

Welche Rolle spielen die Hormone?

Damit die Prozesse der Knochenbildung sowie des Auf- und Abbaus von Knochenmaterial wirklich gut und ausgeglichen funktionieren können, müssen einige wichtige Voraussetzungen erfüllt sein. So sollte zum Beispiel das gesamte Leben auf eine umfassende Nährstoffversorgung geachtet werden, damit unsere Knochen stets alle notwendigen Bausteine bekommen, damit also

Osteoblasten, Osteozyten und Osteoklasten stets im gesunden Wechselspiel arbeiten können. Welche Nährstoffe das genau sind, darauf gehen wir im Kapitel „Ernährung" detailliert ein – so viel aber schon einmal vorweg: Knochengesundheit beginnt in der Küche, und das jeden Tag!

Vor allem jedoch sind an dem Prozess des Knochenaufbaus verschiedene Hormone in komplizierten Regelkreisen beteiligt. Besonders wichtig sind dabei die Sexualhormone Östrogen und Testosteron, sowie das Calcitonin aus der Schilddrüse und das Parathormon (PTH) aus der Nebenschilddrüse.

Das weibliche Sexualhormon Östrogen wirkt zum einen über die Aktivierung von Osteoblasten knochenaufbaufördernd und zum anderen hemmt es den Knochenabbau, indem es die Anzahl und die Aktivitäten der Osteoklasten reduziert. Ist also zu wenig Östrogen vorhanden, wird weniger neues Knochenmaterial aufgebaut, während gleichzeitig die Abbauprozesse vermehrt stattfinden können. Bei Frauen sinkt mit dem Beginn der Menopause der natürliche Östrogenspiegel, was dazu führt, dass das Gleichgewicht zwischen Knochenauf- und -abbau aus den Fugen gerät. Das erklärt auch, warum Frauen nach den Wechseljahren vermehrt unter Osteoporose, also einem systemischen Knochenschwund, leiden und die postmenopausale Osteoporose die häufigste Osteoporoseform darstellt.

Das männliche Sexualhormon Testosteron hat ebenfalls einen großen Einfluss auf unsere Knochengesundheit. Es ist bekanntermaßen ein sogenanntes Anabolikum und ist förderlich für den Knochenaufbau und das Knochenwachstum, aber auch für den Muskelaufbau. Männer mit einem niedrigen Testosteronspiegel haben also weniger Knochenwachstum und darüber hinaus eine schlechtere Koordination und sind damit anfälliger für Stürze und Frakturen, also Knochenbrüche.

Unser drittes wichtiges Hormon, das Calcitonin, regelt zusammen mit dem vierten Kandidaten, dem Parathormon, den Kalzium- und den Phosphathaushalt des Körpers. Beide Hormone regeln den Kalziumspiegel im Blut sehr genau. Dieser Wert wird in einem sehr engen Bereich stabil gehalten, da Kalzium für viele lebenswichtige Prozesse stets ausreichend zur Verfügung stehen muss. Bei höheren Kalziumwerten wird vermehrt Calcitonin ausgeschüttet, um den Kalziumspiegel zu senken. Bei zu niedrigen Kalziumwerten wird hingegen das Parathormon vermehrt gebildet. Dies führt zur Aktivierung der knochenabbauenden Osteoklasten. Das beim Knochenabbau frei werdende Kalzium kann dann in die Blutbahn abgegeben werden, um den Kalziumspiegel zu erhöhen beziehungsweise diesen zu stabilisieren. Der Kno-

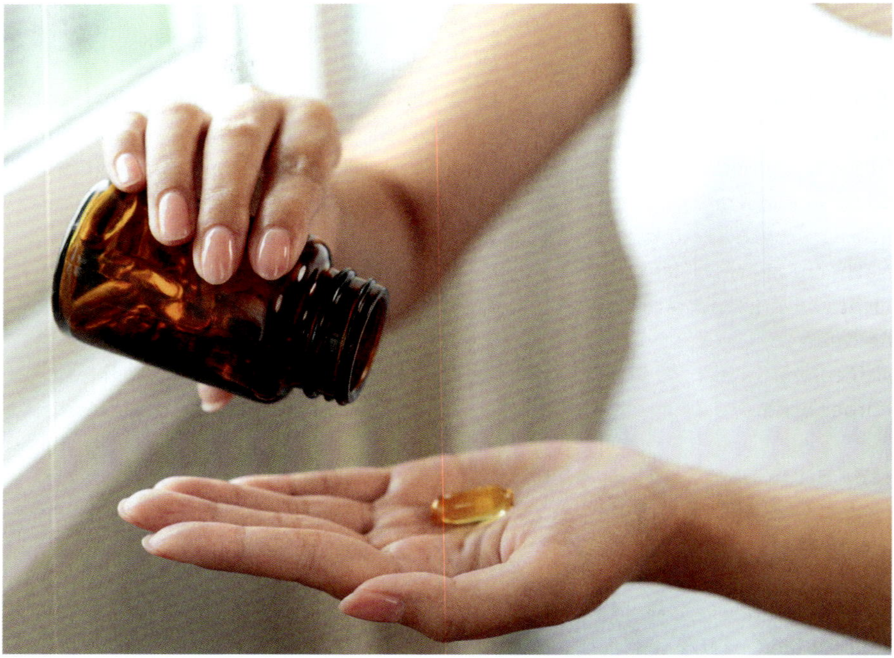

chen dient also auch als Reservoir für lebenswichtige Mineralien, auf die bei Bedarf zurückgegriffen werden kann. Um zu verstehen, wie genau Calcitonin und Parathormon Einfluss auf unsere Knochengesundheit nehmen, muss man wissen, dass sich ein gesunder Knochen durch eine ausreichende Mineralisation mit Kalzium und Phosphat auszeichnet. Fehlen Kalzium und Phosphat oder ist das Verhältnis unausgewogen, kann er nicht ausreichend verknöchern und bleibt weich und instabil. Und genau für diese Prozesse spielt ein weiterer Kandidat eine tragende Rolle: das Vitamin D.

Zusammen mit dem Parathormon sorgt Vitamin D nämlich dafür, dass immer genügend Kalzium im Blut vorhanden ist. Sinkt nämlich die Kalziumkonzentration im Blut, wird in den Nieren vermehrt Vitamin D aktiviert, das die Kalziumaufnahme in der Niere und im Darm fördert und somit den Parathormonspiegel sinken lässt, sodass der Kalziumabbau aus dem Knochen gestoppt wird. Steigt hingegen die Kalziumkonzentration im Blut an, wird Calcitonin freigegeben, welches die Vitamin-D-Aktivierung in der Niere hemmt und damit die Kalziumaufnahme aus Darm und Niere

reduziert und die Kalziumausscheidung über die Nieren erhöht.
Zugegeben, das alles klingt an dieser Stelle erst einmal sehr kompliziert und für medizinische Laien sind die Regelkomplexe unserer Hormone auch wirklich schwer nachzuvollziehen. Die gute Nachricht aber ist: Sie müssen sich gar nicht im Detail merken, welche Hormone welche Effekte auslösen, solange Sie sich einprägen, welche Nährstoffe Ihr Körper benötigt.

Das alles macht die Qualität unserer Knochen aus

Wenn wir die Knochenqualität betrachten, müssen wir also mehr sehen als nur die Knochenmasse, denn viele Faktoren sind für die Qualität unserer Knochen verantwortlich. Die bereits erwähnte Mikroarchitektur unserer Knochen zum Beispiel. Sie beschreibt, wie die Knochenbälkchen (Trabekel) angeordnet und miteinander vernetzt sind. Dies ist abhängig von den Belastungsreizen, die wir durch unsere Bewegung setzen. Einseitige Belastungen tragen dazu bei, dass unsere Knochenstruktur nicht gleichmäßig aufgebaut wird. Es ist also essenziell, dass unser Bewegungsprogramm so abwechslungsreich wie möglich gestaltet wird, sodass unsere Knochen im besten Fall vielseitig stimuliert werden.
Daneben ist die ausreichende Mineralisierung ein wichtiges Thema. Ihre Stabilität und Härte verdanken unsere Knochen nämlich einem Gerüst aus dem faserbildenden Protein Kollagen, in dem die Mineralstoffe Kalzium und Phosphat eingelagert werden. Fehlt es an wichtigen Bausteinen für eine vollständige Mineralisierung, können unsere Knochen nicht ausreichend „aushärten".
Und zu guter Letzt ist der ausgewogene Knochenumbau eine tragende Säule der Knochenqualität. Je ausgeglichener das Gleichgewicht zwischen Knochenab- und Knochenaufbau, desto höher ist die Wahrscheinlichkeit, dass unsere Knochenqualität gut ist und auch bleibt.
Weil nun aber in unseren Köpfen Knochen oft „einfach da sind", achten wir in der Regel nicht genügend auf sie. Wir geben ihnen meist nicht ausreichend Belastung, Eiweiße (Proteine), Vitamin D und andere Nährstoffe wie zum Beispiel Kalzium. Dies ist allerdings der Schlüssel zur bestmöglichen Knochengesundheit, denn sie wird durch eben dieses komplexe Zusammenspiel von Hormonen, Vitaminen und Mineralstoffen in Verbindung mit Bewegung und körperlicher Aktivität gesteuert. Wenn es also an belastenden und kräftigenden Impulsen durch Bewegung oder den essenziellen Nährstoffen aufgrund ungesunder Ernährung mangelt, leidet die stete Runderneuerung der Knochenstruktur, die Auf- und Abbauprozesse geraten aus dem Gleichgewicht und die Knochenqualität und die Knochendichte sinken.

Und während wir, wenn bei anderen Organen etwas im Argen liegt oder wir einen Nährstoffmangel haben, recht schnell merken, dass etwas nicht stimmt, weil wir vielleicht müder sind oder die Haut zu trocken ist, merken wir dies in Bezug auf unsere Knochen zunächst nicht. Erst wenn die Knochenstruktur deutlich an Stabilität verloren hat und es zu den ersten Schmerzsignalen durch Frakturen kommt, haben wir die Knochengesundheit auf dem Radar. Das Bewusstsein für unsere Knochengesundheit ist damit der erste Schritt zu einer guten Knochenqualität – auch im Alter. Ein fataler Irrglaube ist es nämlich, dass wir instabile, brüchige und schwache Knochen als „normal" ansehen und ab einem gewissen Lebensalter eben zu akzeptieren haben. Richtig ist, dass die Regeneration und der Aufbau von Knochenmaterial im Alter nicht mehr ganz so einfach stattfinden wie im Kindes- und Jugendalter und sich ein gewisser Abbau von Knochenmatrix nicht gänzlich verhindern lässt. Richtig ist auch, dass einige Menschen genetisch bedingt höhere Risikofaktoren mitbringen als andere. Dennoch haben wir alle die Chance, unseren Knochenstoffwechsel

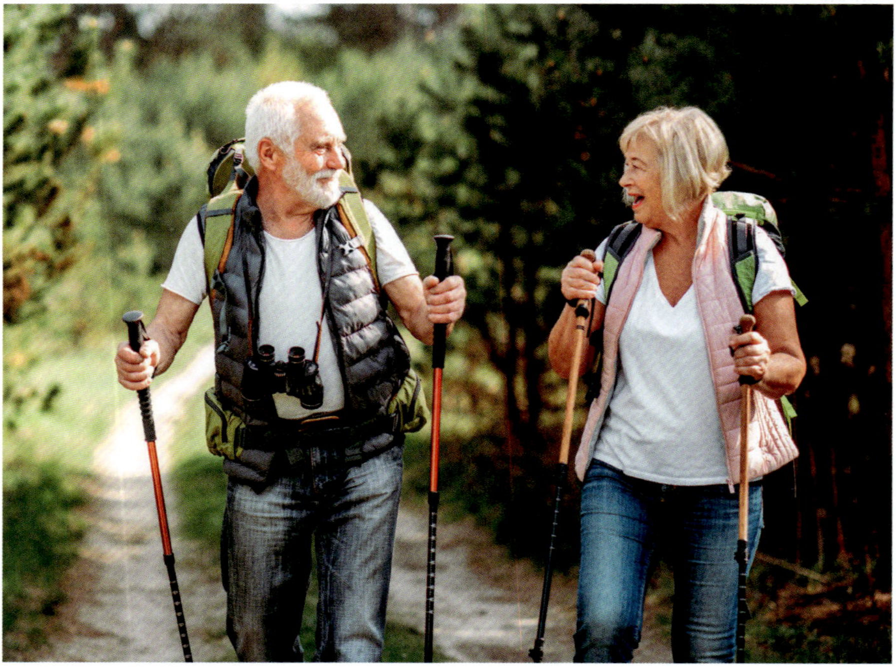

positiv zu beeinflussen. Wir können bewusst dazu beitragen, dass der Ist-Zustand unserer Knochen sich nicht weterhin negativ entwickelt. Vorausgesetzt, wir verstehen unsere Knochen und ergreifen die richtigen Maßnahmen. Genau darum wird es im weiteren Verlauf dieses Buches gehen. Denn selbst wenn sich Knochenmasse im Alter meist (ohne Medikamente) nicht mehr aufbauen und ein bestehender Strukturverlust nicht gänzlich umkehren lässt, ist es möglich, die vorhandene Knochenmasse zu wesentlichen Teilen durch die Kombination von effektivem Training und richtiger Ernährung zu erhalten. Es lohnt sich also unbedingt, aktiv zu werden! Vor allem dann, wenn Sie sich bisher nicht bewusst genug um Ihre Knochen gekümmert haben.

Sie sehen, alle Themen, die wir hier beleuchten, müssen stets im Zusammenhang betrachtet werden, da sie sich gegenseitig bedingen beziehungsweise voneinander abhängen. Durch die komplexe Regulation der steten Umbauprozesse unserer Knochen sind diese in der Lage, sich immer und immer wieder zu erneuern, sich individuellen Belastungen anzupassen und sogar Schäden wie Knochenbrüche zu heilen. Und das ein Leben lang!

Was wir an dieser Stelle zusammenfassend sagen können: Ein gesunder Lebensstil mit einer gesunden und nährstoffreichen Ernährung in Kombination mit gezielter Bewegung ist die beste Grundlage, um die natürlichen Knochenauf- und -abbauprozesse so lange und so gut wie möglich aufrechtzuerhalten.

DER STÜTZ- UND BEWEGUNGSAPPARAT

Bänder, Sehnen, Muskeln und Gelenke sind die Mitspieler unserer Knochen. Sie alle zusammen ermöglichen es, dass wir uns bewegen können. Dieser Stütz- und Bewegungsapparat hält uns einerseits aufrecht und stabil, sorgt aber zugleich auch für unsere Mobilität.

Wenn im Kunstunterricht Skulpturen gebastelt werden, dann wird als Erstes ein Grundgerüst aus Kaninchendraht geformt, welches später mit Pappmaché oder Gips umkleidet wird. Anders als dieses Drahtgerüst ist das menschliche Skelett mit seinen Knochen sehr flexibel. Denn während das Drahtgerüst in der Position stehen bleibt, die wir ihm geben, können wir unseren Körper kontinuierlich bewegen. Damit dies funktioniert, benötigt unser Skelett ein paar Spezialisten wie Gelenke, Bänder, Sehnen und Muskeln, die dafür sorgen, dass wir in Bewegung kommen.

Der passive Bewegungsapparat wird auch als Stützapparat bezeichnet und umfasst alle nicht beweglichen Teile wie unsere Knochen, Gelenke, Knorpel, Bänder und Bandscheiben, während der aktive Bewegungsapparat dazu dient, dass wir uns bewegen können. Dieser besteht aus der Skelettmuskulatur, den Faszien, die die Muskeln umgeben, den Sehnen, Sehnenscheiden und Schleimbeuteln. Und auch wenn dies die gängige Unterscheidung ist, dürfen wir die Bezeichnung „beweglich" nicht ganz so streng nehmen. Täten wir dies, würden genau genommen nur die Muskeln als beweglich bezeichnet werden dürfen, da sie die einzigen Mitspieler sind, die in der Lage sind, sich aktiv zusammenzuziehen.

Aber gehen wir die einzelnen Mitspieler einmal zusammen durch:

Unsere Muskeln

Als Muskeln bezeichnet man die Organe des menschlichen Körpers, die aktiv zusammengezogen werden können, um Bewegungen zu ermöglichen. Wie bei den Knochen auch, sind Muskeln in ihrer Form sehr vielfältig und es gibt einige sehr große wie den Oberschenkelmuskel und einige besonders kleine wie die Muskeln in den Fingern. Neben den sogenannten Skelettmuskeln, die im

Bewegungsapparat

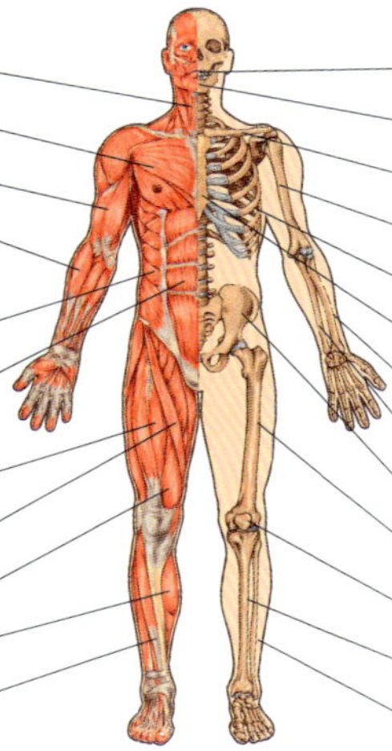

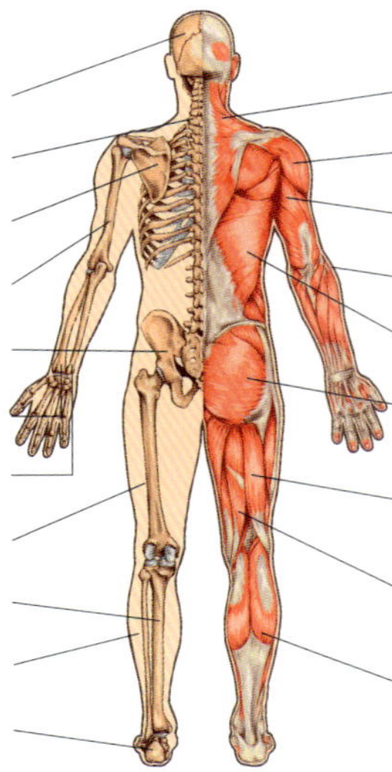

Zusammenspiel mit unseren Knochen den Körper aufrecht halten und für bewusste Bewegungen wie zum Beispiel das Gehen zuständig sind, gibt es auch Muskeln, die wir nicht bewusst steuern können. Dazu gehören zum Beispiel der Herzmuskel oder die glatte Muskulatur des Darms. Da die Darstellung des Aufbaus der verschiedenen Muskelarten allerdings zu viel Raum einnehmen würde, möchten wir uns an dieser Stelle auf die für die Knochen relevanten Skelettmuskeln konzentrieren. Die Skelettmuskulatur ist mit den Knochen verbunden und paarweise angeordnet. Denn ein einzelner Muskel kann nur ganz bestimmte Bewegungen ermöglichen. Welche das sind, richtet sich danach, wo im Körper er angelegt ist. Grundsätzlich unterscheiden wir zwischen den „Beugemuskeln", die ein Gelenk beugen, und den „Streckmuskeln", die ein Gelenk wieder ausstrecken. Strecker und Beuger arbeiten dabei immer als Gegen-

Bizeps und Trizeps

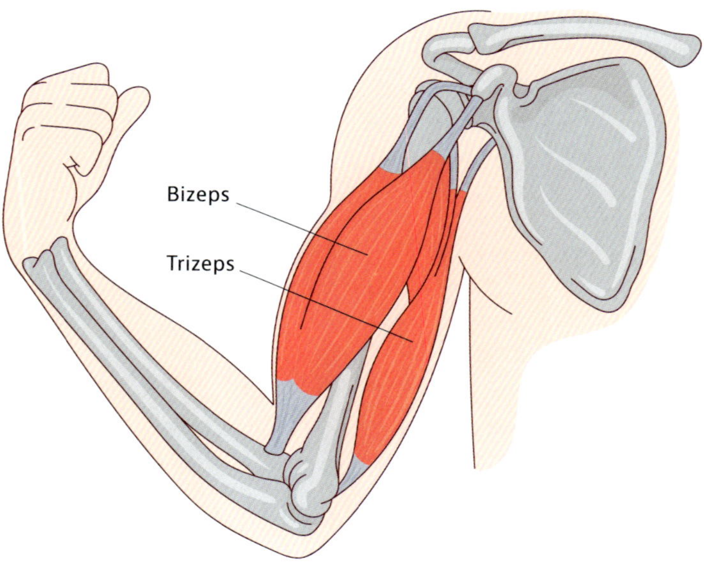

spieler, denn Muskeln können sich tatsächlich ausschließlich zusammenziehen und nicht ausdehnen oder drücken. Sie brauchen also immer einen Gegenspieler, der durch Zug die Bewegung in die andere Richtung erst ermöglicht.
Ein gutes Beispiel hierfür ist der Oberarm mit dem Ellenbogen. Der Bizepsmuskel befindet sich vorne am Oberarm. Verkürzt er sich, hebt sich der Unterarm und das Ellenbogengelenk wird gebeugt. Der Trizepsmuskel befindet sich auf der Rückseite des Oberarms. Wird er zusammengezogen, wird der Arm wieder gestreckt, wobei sich der Bizeps gleichzeitig entspannt.

Unsere Gelenke

An den Stellen, an denen zwei bewegliche Knochen aufeinandertreffen, befinden sich unsere Gelenke – sie sind die mobilen Verbindungsstellen zwischen den Knochen. Und auch hier gibt es natürlich verschiedene Varianten: Je nach Aufgabe des Gelenks variiert seine Form, die wiederum ausschlaggebend dafür ist, in welche Richtungen und wie weit man die Knochen gegeneinander bewegen kann. Wenn wir zum Beispiel wieder an unseren Ellenbogen denken, dann beschränkt sich sein Bewegungsradius auf die Vor- und Rückbewegung (Beugen/Strecken), während sich der Arm im Schultergelenk rotierend bewegen kann. Ausschlaggebend für diesen großen Bewegungsspielraum ist, dass bei den sogenannten Kugelgelenken in Hüfte und Schulter ein kugelförmiger Gelenkkopf in einer Gelenkpfanne sitzt und Bewegungen in sämtliche Richtungen erlaubt, während ein Scharniergelenk wie das des Ellenbogens lediglich Bewegungen um eine Achse zulässt. Zusammengehalten werden unsere Gelenke von verschiedenen Bändern, deren Anordnung ebenfalls mitbestimmt, in welche Richtungen sich ein Gelenk bewegen lässt.

Unsere Gelenkkapseln und Gelenkknorpel

Der Gelenkknorpel befindet sich an den Enden unserer beweglichen Knochen. Seine Aufgabe ist es unter anderem, die Reibung zwischen den Knochen zu verringern und den Druck besser zu verteilen. Außerdem sind Gelenke in der Regel von einer straffen Gelenkkapsel umschlossen und mit der sogenannten Gelenkschleimhaut ausgekleidet. Diese innere Schicht der Kapsel sondert eine zähe Flüssigkeit in die Gelenkhöhle ab, die Gelenkschmiere (Synovia). Sie verringert die Reibung im Gelenk, versorgt den Knorpel mit Nährstoffen und erhöht seine Gleitfähigkeit.

Unsere Sehnen und Bänder

Sie sind die Fasern, die unseren Bewegungsapparat miteinander verknüpfen. Im Alltag werden beide Begriffe häufig verwechselt oder sogar synonym

Gelenkformen

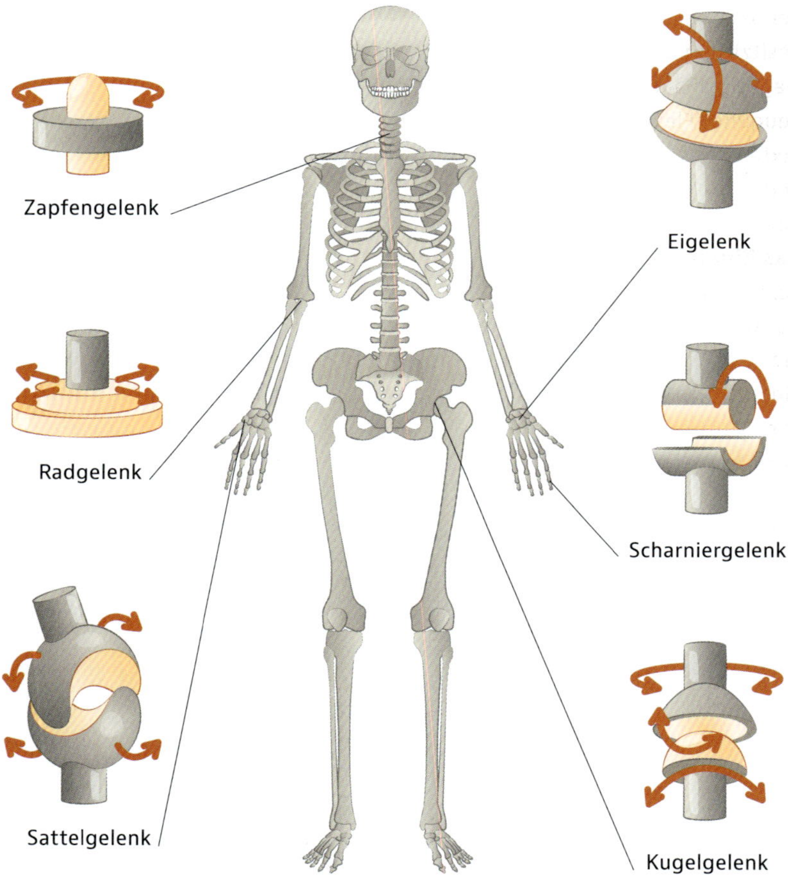

HAUPTFORMEN UNSERER GELENKE

Das Kugelgelenk: Hier trifft die Gelenkpfanne auf einen Gelenkkopf, der in etwa die Form einer Kugel besitzt und dessen Form eine Bewegung in alle Richtungen erlaubt: Beugung (Flexion) und Streckung (Extension), Abspreizen (Abduktion) und Anziehen (Adduktion) sowie Innen- und Außenrotation.

Das Eigelenk: Wie der Name bereits verrät, hat das Eigelenk – wie zum Beispiel unser Handgelenk – etwa die Form eines Eis beziehungsweise einer Ellipse und wird durch eine nach außen gewölbte und eine nach innen gewölbte Gelenkfläche geformt.

Trotz ihrer Ähnlichkeit verfügen Eigelenke, anders als Kugelgelenke, nur über zwei Bewegungsachsen, die insgesamt vier Bewegungen ermöglichen: die Seitwärtsbewegung von links nach rechts und die Beugung und Streckung.

Das Sattelgelenk: Sattelgelenke, wie zum Beispiel unser Daumengelenk, haben ihren Namen ebenfalls durch die Form der Gelenkpartner, wobei die Gelenkflächen wie ein Sattel auf einem Pferderücken aussehen. Diese Form ermöglicht das Bewegen in vier verschiedene Richtungen: von rechts nach links und von vorne nach hinten.

Das Scharniergelenk: Hier trifft eine rinnenförmige Gelenkpfanne auf einen walzenförmigen Gelenkkopf. Der Mechanismus eines Scharniergelenks ähnelt einem Türscharnier, denn es lässt ausschließlich zwei Bewegungen, nämlich die Beugung und die Streckung, zu – ebenso wie eine Tür, die man nur in einer Achse öffnen oder schließen kann. Beispiele hierfür sind die Fingermittel- und die Fingerendgelenke.

Die Drehgelenke: Bei einem Drehgelenk ist der Gelenkkopf zapfen- und die Gelenkpfanne rillenförmig, was Rotationsbewegungen ermöglicht. Je nach Bewegungsmuster unterscheidet man bei den Drehgelenken zwischen den Radgelenken und den Zapfengelenken.

Während sich beim Zapfengelenk, wie dem unteren Kopfgelenk, die Gelenkpfanne um den feststehenden Gelenkkopf (Zapfen) bewegt, bewegt sich beim Radgelenk, zu denen das Ellen-Speichen-Gelenk zählt, der Zapfen in der feststehenden Gelenkpfanne.

genutzt – dabei müssen Sehnen und Bänder grundlegend unterschieden werden. Denn während unsere Sehnen einen Muskeln mit einem Knochen verbinden, verbinden unsere Bänder zwei Knochen eines Gelenks miteinander und geben ihm dadurch Halt und Führung. Aus dieser Anordnung ergibt sich auch eine unterschiedliche Funktion: Unsere Sehnen, die sich aus stabilen Kollagenfasern zusammensetzen und von einem schützenden Sehnengleitgewebe umgeben sind, dienen als Überträger der Kraft von den Muskeln auf die Knochen. Dazu sind sie an einem Ende im Muskel befestigt und am anderen Ende am Knochen angewachsen. Unsere Bänder, die aus straffen und dennoch leicht flexiblen Bindegewebssträngen bestehen, verbinden hingegen zwei Knochen über ein Gelenk hinweg und schränken damit den Spielraum eines Gelenks auf ein sinnvolles Maß ein. Und diese Aufgabe ist nicht zu unterschätzen – denn wenn ein Band übermäßig gedehnt wird oder sogar reißt, kann dadurch das Gelenk instabil werden. Wenn sich aber ein Band verkürzt, kann das die Beweglichkeit eines Gelenks einschränken.

Die Vorteile einer starken Muskulatur

Die Mitspieler unserer Knochen sind entscheidend, wenn wir an unsere Knochengesundheit denken. Denn nur, wenn der gesamte Stütz- und Bewegungsapparat gut in Schuss ist, können unsere Knochen die Bewegungs- und Belastungsimpulse bekommen, die sie benötigen, um sich stets selbst zu erneuern. Besonders ausschlaggebend ist hier eine starke Muskulatur. Denn eine solche belastet den Knochen und stimuliert ihn damit, was wiederum die Knochenheilung beziehungsweise die Knochenaufbauprozesse anregt. Jedes Mal, wenn wir einen Muskel anspannen, erfährt der Knochen über die verbindenden Sehnen einen gewissen Zug, der den Knochenstoffwechsel anregt. Wer also etwas für starke Knochen tun möchte, muss seine Muskulatur gezielt stärken. Außerdem hilft eine starke Muskulatur, die Lebensqualität zu erhalten, selbst wenn bereits die ersten Abbauprozesse der Knochen einsetzen. Eine kräftige Muskulatur, insbesondere die quergestreifte Skelettmuskulatur, ist also auch ein wichtiger Schutz vor Knochenbrüchen. Nicht nur, dass bei gut ausgeprägter Muskulatur die Knochenmasse und Knochenstruktur verbessert werden, auch das Training auf dem Weg zu einer guten Muskulatur hat viele positive Effekte. Vor allem bessert sich dadurch die Mobilität und Koordinationsfähigkeit, sodass Stürze seltener vorkommen und wenn doch, besser abgefangen werden können. Im Kapitel „Sport und Bewegung“ werden wir deshalb auch den Zusammenhang von

Sport und Knochengesundheit im Detail besprechen und im Anschluss natürlich mit einem Übungsprogramm in die Praxis umsetzen.

MYTHOS MUSKELKATER

Das unangenehme Schmerzgefühl in unseren Muskeln, welches wir nach einer Überlastung verspüren, kennt wahrscheinlich jeder. Und viele Menschen glauben auch heute noch, dass dies von einer Überproduktion von Milchsäure im Körper kommt, wie man lange Zeit annahm. Das ist jedoch nicht korrekt! Heute wissen wir, dass die Muskeln nicht „übersäuern", sondern dass kleinste Verletzungen in den Muskeln beziehungsweise in den Muskelfasern die Ursache für den Muskelkater sind. Und auch wenn sich viele Menschen darüber freuen, wenn sie Muskelkater haben, weil er ihnen das Gefühl gibt, richtig Sport gemacht zu haben, ist Muskelkater ein Ausdruck von Überlastung und eigentlich nicht gewollt.

WAS BRAUCHEN GESUNDE KNOCHEN?

Unsere Knochen sind viel mehr als nur das Gerüst unseres Körpers! Als lebendiges, nährstoffspeicherndes sowie hormon- und zellenproduzierendes Organ leisten sie viel mehr. Im Folgenden erfahren Sie, was unsere Knochen brauchen, um diese Leistung Tag für Tag erbringen zu können.

Das gängige Bild von den Aufgaben unserer Knochen zeichnet sich in den meisten Köpfen folgendermaßen ab: Knochen sind die Hauptakteure des passiven Bewegungsapparats und schützen unsere lebenswichtigen Organe wie zum Beispiel Herz und Lunge oder das Gehirn wie eine Art Panzer. Und das ist auch vollkommen richtig! Allerdings leisten unsere Knochen sehr viel mehr:

In unseren Knochen werden zum Beispiel Körperzellen hergestellt und Mineralien gespeichert. So sind in unseren Knochen etwa 98 Prozent des körpereigenen Kalziums und ein Großteil des Phosphats gebunden. Dazu befindet sich in unseren Knochen das wichtigste blutbildende Organ unseres Körpers – das Knochenmark, ein gut durchblutetes, lockeres und netzartiges Gewebe, das die Hohlräume in unseren Knochen ausfüllt.

Sie erinnern sich? Als wir den Aufbau unserer Knochen besprochen haben, waren sowohl das rote also auch das gelbe Knochenmark bereits einmal kurz Thema. Im roten Knochenmark entstehen die Vorläuferzellen für unsere weißen und roten Blutkörperchen. Sobald die Zellen funktionsfähig sind, wandern sie in die Blutbahn, mit Ausnahme eines Teils der weißen Blutkörperchen, den sogenannten Lymphozyten. Diese verlassen das Knochenmark schon vor der vollständigen Reife und erreichen diese erst im sogenannten lymphatischen Gewebe, zum Beispiel in den Lymphknoten, den Mandeln oder in der Milz. Da die reifen Blutzellen nur eine relativ begrenzte Lebensdauer haben, muss das Knochenmark ständig Nachschub produzieren, damit das Blut seine lebenswichtigen Aufgaben erfüllen kann. Und auch unsere Plasmazellen werden hier produziert, sie sorgen in einem gesunden Körper für die Herstellung von schützenden Antikörpern und sind ein wichtiger Teil des Immunsystems.

Außerdem werden in unseren Knochenzellen Hormone wie das Osteocalcin und das FGF23 gebildet, die Auswirkungen auf den gesamten Organismus haben. Während das Osteocalcin zum Beispiel in die Regulation des Energiestoffwechsels eingebunden ist, ist das FGF23 ein wichtiger Regulator des Phosphatspiegels im Blut.

Unsere Knochen im Alltag

Wenn wir uns bewegen, wenn wir gehen, sitzen oder liegen und sogar wenn wir atmen, sind unsere Knochen aktiv. Sie sind ununterbrochen wechselnden Kräften ausgesetzt, was erklärt, warum Knochen nicht nur stabil und belastbar, sondern auch elastisch sein müssen und den komplexen Aufbau aufweisen, den wir bereits erörtert haben. Dank ihrer Struktur halten sie nämlich nicht nur Druck und Zug, sondern sogar leichter Biegung stand.
Für die verschiedenen Formen der Belastung, denen wir unseren Körper aussetzen, ist jeder Knochen so aufgebaut, dass er eine ganz bestimmte Art der Bewegung abfangen beziehungsweise ausführen kann. Jeder Knochen hat somit seine eigene Funktion in der herausragenden Planung der Anatomie unseres Körpers, die nur erhalten werden kann, wenn die steten Auf- und Abbauprozesse greifen, sodass jeder einzelne Knochen sich immer wieder neu an die individuellen Belastungen anpassen kann.

Das Faszinierendste an diesem System ist aber, dass genau diese Funktionstüchtigkeit erst entsteht, wenn unsere Knochen auch eine entsprechende Belastung erfahren.
Wir glauben ja häufig, dass ein schonender Umgang mit Dingen diese lange erhält – aber was vielleicht auf Kleidungsstücke oder unser Auto zutrifft, gilt für unsere Knochen nicht. Sie lieben

DIE HAUPTFUNKTIONEN UNSERER KNOCHEN

- **Stützfunktion:** Das Skelett gibt dem Körper Struktur und Halt.
- **Schutzfunktion:** Das Skelett schützt lebenswichtige Organe wie Gehirn, Herz und Lunge.
- **Bewegungsfunktion:** Gelenke und Muskeln ermöglichen komplexe Bewegungen.
- **Mineralstoffspeicher:** Knochen speichern wichtige Mineralien wie Kalzium und Phosphat.
- **Blutbildung:** Im Knochenmark werden rote und weiße Blutkörperchen sowie Blutplättchen gebildet.

die Belastung und werden stärker, je öfter und intensiver sie genutzt werden. Unser Bewegungsapparat ist also nicht nur darauf ausgelegt, dass wir uns bewegen können, sondern er braucht die Bewegung tatsächlich, um optimal funktionieren zu können. An dem Sprichwort „Wer rastet, der rostet" ist also tatsächlich viel Wahres dran und das gilt vor allem für das höhere Lebensalter.

Was tut den Knochen gut?

Wie wir bereits festgestellt haben, ist es wichtig, dass wir uns schon frühzeitig um die Gesundheit unserer Knochen kümmern, am besten bevor Probleme wie zum Beispiel Frakturen auftreten. Die gute Nachricht aber ist, dass wir immer und auch im fortgeschrittenen Alter noch etwas für unsere Knochengesundheit tun können. Denn im Grunde bedeutet Knochengesundheit erst einmal, einen gesunden Lebensstil zu pflegen.

Das Problem an dieser Stelle ist allerdings: So simpel die Lösung scheint, desto schwieriger ist sie häufig umzusetzen. Unser moderner Lebenswandel verleitet uns aufgrund von überwiegend sitzend ausgeübten Schreibtischtätigkeiten, praktischen Fertiggerichten, die das frische Kochen ersetzen, und ständigem Leistungs- und Zeitdruck häufig dazu, dass wir unsere Prioritäten anders setzen. Nach einem stressigen Tag bei der Arbeit möchten wir oft einfach nur auf die Couch und nicht noch ins Fitnessstudio.
Anstelle einer ausgewogenen und frischen Ernährung schnappen wir uns auf dem Weg zur Arbeit das belegte Remouladenbrötchen und schieben uns abends eine Tiefkühlpizza in den Ofen. Wir achten nicht auf ausreichend Schlaf, denn am Abend versacken wir vor dem Fernseher oder surfen zu später Stunde noch durchs Internet. Wir erledigen selbst die kleinsten Wege mit dem Auto und im Urlaub liegen wir dann gerne zwei Wochen einfach mal nur am Strand oder Pool.
All diese Dinge haben natürlich ihre Berechtigung und niemand von uns kann sich davon freimachen, sich einfach mal nicht aufraffen zu können.
Die Betonung liegt an dieser Stelle allerdings auf „mal". Wenn wir also von einem gesunden Lebenswandel sprechen, dann beinhaltet dieser natürlich auch, sich nicht zu stressen und sich nicht durchgehend unter Druck zu setzen, jeden Tag optimieren zu müssen. Niemand ist perfekt und muss es auch nicht sein.
Ein Verständnis dafür, dass ein grundsätzlich gesunder Lebensstil wichtig ist, um auch unsere Knochen fit zu halten, ist allerdings der Schlüssel dazu, um Erkrankungen wie zum Beispiel der Osteoporose vorzubeugen.

Die Grundpfeiler für gesunde Knochen

Zugegeben, einen umfassenden, gesunden Lebenswandel zu pflegen, hört sich oftmals sehr kompliziert und zeitaufwendig an. Aber im Grunde sind es nur vier Faktoren, die in Ihrem Alltag nicht zu kurz kommen sollten, damit Ihre Knochen so lange wie möglich stark und belastbar bleiben:

Bewegen Sie sich so viel wie möglich

Dass Bewegung sich positiv auf den Knochenstoffwechsel auswirkt, haben wir nun schon mehrfach festgestellt. Aber Sport und aktive Bewegung haben noch weitere positive Effekte in Bezug auf unsere Knochengesundheit: Die Muskulatur wird gestärkt und damit der gesamte Bewegungsapparat. Bewegung regt zudem den Einbau von Kalzium ins Skelett an, was es stärker macht, und sie fördert die Koordinationsfähigkeit, was wiederum Stürze verhindern kann. Sehr gut geeignet sind regelmäßige Übungen, bei denen das eigene Körpergewicht genutzt wird und die Knochen leicht gestaucht werden – wie zum Beispiel zügiges Gehen oder Walken, Laufen, Treppensteigen oder Kraft- und Flexibilitätstraining. Darüber hinaus bessern sich viele Beschwerden, vor allem des Rückens, bei regelmäßiger Bewegung deutlich. Wie so ein tägliches Trainingsprogramm aussehen kann, das zeige ich Ihnen im Detail im letzten Kapitel dieses Buches. Denn was jetzt vielleicht noch etwas schwammig klingt, werden wir dort mit anschaulich beschriebenen Übungen in eine Form bringen, die ein umfassendes Workout für den Alltag ermöglicht.
Grundsätzlich muss an dieser Stelle aber schon einmal klar formuliert werden, dass vor allem gezieltes und abwechslungsreiches Krafttraining besonders gut geeignet ist, um dem altersbedingten Knochenabbau vorzubeugen. Bei wiederholten Kraftübungen kommt es zu überschwelligen Reizen, die den Muskel- und damit den Knochenaufbau anregen. Wichtig ist: Die Abwechslung steht beim Training – egal für welche Disziplinen Sie sich entscheiden – immer an erster Stelle. Trainiert man nämlich immer nur das Gleiche, werden ständig nur dieselben Muskelgruppen angestrengt und der Körper gewöhnt sich recht schnell an den Reiz.

Achten Sie auf Ihre Ernährung

Lebensmittel, die genügend Kalzium und Eiweiß (Proteine) liefern, sollten fester Bestandteil Ihrer Ernährung sein. Und auch bestimmte Vitamine, Mineralstoffe und Spurenelemente dürfen bei einer knochengesunden Ernährung nicht fehlen. So ist Vitamin K beispielsweise mitbeteiligt beim Aufbau des Knochengerüsts. Vitamin C wird vom Körper zur Bildung von Bindegewebe und damit auch zur Bildung des Knochengewebes benötigt, während Magnesium unerlässlich ist für die Knochenmineralisation, unter anderem über die Aktivierung von Vitamin D. Welche Vitamine, Mineralstoffe und Spurenelemente außerdem unerlässlich für einen gesunden Knochenstoffwechsel sind und vor allem welche Lebensmittel die besten Lieferanten sind, darauf gehen wir im Kapitel „Ernährung" genauer ein – und keine Sorge, es stehen sehr viele köstliche Dinge auf dem Speiseplan! Grundsätzlich gilt: Eine vegetarisch betonte Ernährung liefert in der Regel alles, was unsere Knochen benötigen – außer ausreichend Vitamin D.

Achten Sie auf ausreichend Vitamin D

Aus verschiedenen Gründen ist es natürlich sehr empfehlenswert, möglichst viel Zeit in der Natur zu verbringen. In vormodernen Zeiten haben wir Menschen den ganz überwiegenden Teil (mehr als 80 Prozent) der Menge an Vitamin D, die wir im Körper benötigen, mithilfe von Sonneneinstrahlung selbst gebildet. In der Nahrung ist Vitamin D nämlich kaum vorhanden, darüber können wir, damals wie heute, nur etwa 10 bis 20 Prozent unseres täglichen Bedarfs decken. Unser zivilisierter Lebenswandel führt jedoch dazu, dass wir kaum ausreichend Vitamin D über die Sonneneinstrahlung auf der Haut bilden können, da wir in der Regel auch im Hochsommer bekleidet in geschlossenen Räumen sitzen. Außerdem ist es empfohlen, stets einen hochwertigen Sonnenschutz auf die Haut aufzutragen. Dies reduziert das Hautkrebsrisiko deutlich, verhindert aber auch die Vitamin-D-Bildung. Daher ist heute eine Vitamin-D-Einnahme zusätzlich zur gesunden Ernährung und der Zeit an der frischen Luft in der Regel angeraten.

Zusammenfassend ist es also ein rundum bewusster und gesunder Lebensstil, der sich förderlich auf unseren Knochenstoffwechsel und damit auf unsere Knochengesundheit auswirkt. Und sehr wahrscheinlich sind die drei Grundpfeiler Ihnen auch aus anderen Bereichen nicht unbekannt oder kommen jetzt wenig überraschend, sondern eher ernüchternd rüber. Denn wenn wir alle einmal ehrlich sind, wissen wir, dass die Ernährung, die Bewegung, ein gutes Stressmanagement und viel Zeit in der Natur gut für uns sind. Wir nehmen uns nur keine Zeit dafür!

Und genau deshalb möchte ich noch einen weiteren Grundpfeiler hinzufügen, wenn man es so formulieren will:

Schaffen Sie sich ein Bewusstsein für Ihren Körper

Jede Veränderung beginnt im Kopf. Und nur, wenn Sie sich bewusst machen, wie Ihr Körper funktioniert und was er benötigt, können Sie Ihren Alltag so gestalten, dass Ihre Knochen stets so versorgt und beansprucht werden, wie es gut für sie/Sie ist. Wichtig ist hierbei, dass Sie sich Zeit nehmen. Neue und positive Routinen im Alltag zu etablieren, dauert nämlich in der Regel mehrere Wochen, während sich schlechte Angewohnheiten leider scheinbar unbemerkt einschleichen und nur schwer wieder loszuwerden sind. Ab sofort können Sie jeden Tag bewusst nutzen, um etwas für die Gesundheit Ihrer Knochen zu tun und den üblen Schweinehund, der Sie bisher häufig auf die Couch gelockt hat, loswerden. Wenn Sie am Ball bleiben, werden Sie sehen, dass sich diese neuen Angewohnheiten nach und nach zu Routinen verfestigen und Sie sich irgendwann gar nicht mehr aufraffen müssen, sondern Dinge wie Bewegung, eine gesunde Ernährung oder ausreichend Schlaf, um Stress abzubauen, ein fester Bestandteil Ihres Alltags geworden sind.

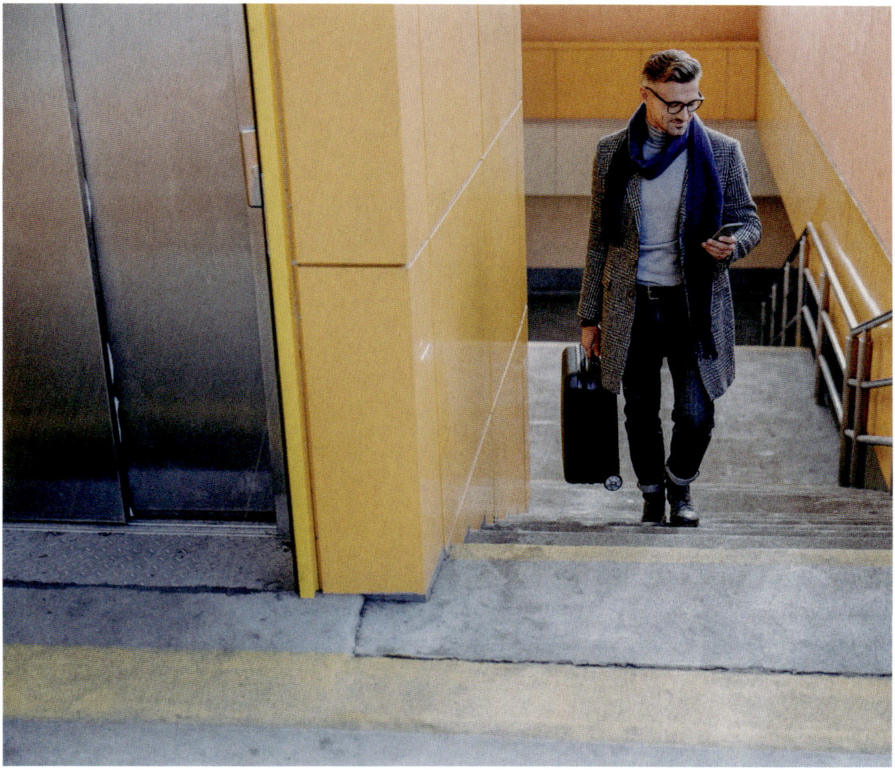

Was schädigt unsere Knochen?

Besonders in Bezug auf das Krankheitsbild der Osteoporose hält sich nach wie vor der Mythos, dass Knochenschwund und die damit verbundenen Konsequenzen unumgänglich sind und zum „normalen" Alterungsprozess gehören. Heute wissen wir glücklicherweise mehr. Denn auch wenn der Körper und die Knochen einem natürlichen Alterungsprozess unterliegen, bedeutet dies nicht automatisch, dass sich daraus eine Erkrankung entwickeln muss. Und genauso wie wir definieren können, welche Faktoren sich positiv auf unsere Knochengesundheit auswirken, können wir im Umkehrschluss natürlich auch formulieren, welche Umstände unsere Knochengesundheit negativ beeinflussen:

Das Körpergewicht

In Bezug auf unsere Knochengesundheit ist hier vor allem ein zu niedriges Körpergewicht problematisch, da Untergewicht in der Regel auch mit einer Unterversorgung mit wichtigen Nährstoffen einhergeht. Außerdem benötigt unser Körper eine Mindestmenge an Fettgewebe, um wichtige Hormone zu produzieren und zu speichern.

Übergewicht hingegen ist auf Dauer natürlich ebenso nicht empfehlenswert. Es führt zu einer Mehrbelastung der Knochen und schädigt die Gelenke und damit den gesamten Bewegungsapparat. Der ungesunde Lebensstil, der durch eine falsche Ernährung und zu wenig Bewegung zu Übergewicht führt, kann natürlich genauso unsere Knochengesundheit beeinträchtigen. So werden in diesem Zustand Vorläuferzellen des Knochenmarks häufiger in Fettzellen als in Osteoblasten umgewandelt. Übergewicht kann außerdem aufgrund der höheren Krafteinwirkung bei Stürzen die Entstehung von Frakturen begünstigen und Wirbelsäulenbeschwerden aufgrund der veränderten Statik verursachen.

Dazu kommt, dass unsere Ernährungsgewohnheiten sich so verändert haben, dass viele Menschen einen oder auch mehrere Nährstoffmangel haben, obwohl uns ein Überfluss an Nahrungsmitteln zur Verfügung steht. Und genau hier liegt das Problem: Ein großer Teil unserer täglichen Lebensmittel besteht aus Fast Food, Junkfood, Süßwaren und Fertiggerichten, die zwar unsere Geschmacksbedürfnisse erfüllen und sogar erst einmal satt machen, den Körper aber nicht mit den Stoffen versorgen, die er wirklich braucht.

Bewegungsmangel

Fehlen die Belastungsreize durch Bewegung und Sport, nehmen die natürlichen Knochenaufbauprozesse ab, während die Abbauprozesse zunehmen – dies haben wir ebenfalls bereits feststellen können. Zudem nehmen auch unsere

Muskulatur und Koordinationsfähigkeit ab, wodurch unsere Knochen ebenfalls verletzungsanfälliger werden.

Chronischer Stress

Dauerhafter Stress kann uns allgemein ernsthaft krank machen. Aber auch die Knochen leiden unter chronischem Stress. So wirkt zum Beispiel ein Übermaß des Stresshormons Cortisol hemmend auf die Knochenaufbauprozesse, während es gleichzeitig die Knochenabbauprozesse ankurbelt. Über diesen und viele andere Mechanismen kann sich Stress daher negativ auf unsere Knochengesundheit auswirken.

Chronische Entzündungen

Ebenso negative Auswirkungen wie chronischer Stress haben entzündliche Prozesse im Körper, die langfristig bestehen. Im Normalfall entstehen Entzündungen als gesunde Abwehrmechanismen des Körpers, die Viren, Bakterien und andere Gefahren so schnell wie möglich beseitigen. Haben sie dies erledigt, geht die Entzündung zurück. Bei chronischen Entzündungen ist unser Immunsystem allerdings im Dauereinsatz, woraus ebenfalls teilweise schwere Erkrankungen entstehen können. Einen Schutz vor chronischen Entzündungen bietet auch ein gesundes Stressmanagement. Denn nicht nur Viren oder Bakterien, sondern auch Stress kann Entzündungsprozesse auslösen. Vor allem aber kann eine vielseitige Ernährung, bei der möglichst viele frische Lebensmittel auf dem Speisezettel stehen, dafür sorgen, dass Entzündungsprozesse abklingen. Dagegen wirken Weißmehl, Zucker oder industriell verarbeitete Lebensmittel – Wurstwaren stehen hier ganz oben auf der Liste – entzündungsfördernd.

Vitamin-D-Mangel

In der Haut wird unter der Einwirkung von UV-Strahlen eine Vorstufe von Vitamin D gebildet. Diese wird zunächst in der Leber (in das 25-OH-D3) und dann bei Bedarf in den Nieren in die aktive Form (das 1,25-OH-D3) umgewandelt. Diese ist, wie bereits erwähnt, notwendig, um Kalzium aus dem Darm und der Niere aufzunehmen und in die Knochen einzubauen. Das bedeutet im Umkehrschluss: Auch die kalziumreichste Ernährung hilft Ihren Knochen leider nur wenig, wenn nicht ausreichend Vitamin D im Körper ist. Außerdem verbessert Vitamin D auch die Leistungsfähigkeit der Muskulatur. Da Vitamin D kaum in der Nahrung vorkommt, erfolgt die Vitamin-D-Versorgung im Wesentlichen über die Bildung in unserer Haut durch Sonneneinstrahlung. Wenn dies nicht ausreichend erfolgt, was in unseren geografischen Breiten und aufgrund unseres modernen Lebenswandels leider meist der Fall ist, ist eine Unterversorgung häufig und eine zusätzliche Versorgung angeraten.

DAS PASSIERT BEI STRESS IM KÖRPER

Grundsätzlich ist Stress erst einmal eine ziemlich clevere Funktion unseres Körpers, der uns zu Urzeiten und auch heute noch das Leben retten kann. Wenn wir nämlich in eine Gefahrensituation geraten, schaltet unser Körper automatisch in den Flucht-oder-Kampf-Modus um und schüttet Stresshormone wie zum Beispiel Cortisol aus. Dadurch erhöht sich unser Herzschlag, was dazu dient, unsere lebenswichtigen Organe und die Muskulatur mit mehr Blut und damit mit mehr Sauerstoff zu versorgen, um sie leistungsfähiger zu machen. Andere Körperfunktionen wie die Verdauung werden hingegen heruntergefahren und weniger gut versorgt.

Ist die Situation überstanden, fällt der Stresshormonpegel ab, Entspannung setzt ein und wir kommen zur Ruhe. In unserer heutigen Zeit setzen uns aber kaum noch Kampf- oder Fluchtsituationen unter Stress, sondern vielmehr Termin-, Zeit- oder Leistungsdruck. Und das dauerhaft, weshalb der eben beschriebene Entspannungszustand nicht einsetzen kann.

Dieser ist aber essenziell, denn wenn der Stresszustand über einen langen Zeitraum bestehen bleibt, dann können viele Bereiche unseres Körpers nicht mehr voll funktionstüchtig arbeiten. In der Folge haben wir Muskelverspannungen und Kopfschmerzen, neigen zu Infekten und sogar das Risiko für Herz-Kreislauf-Erkrankungen steigt. Natürlich wird dabei auch unser Knochenstoffwechsel aus der Bahn geworfen.

Mangel an Magensäure

Besonders bei älteren Menschen ist eine gestörte Magensäurebildung keine Seltenheit – entweder aufgrund einer Magenerkrankung oder hervorgerufen durch die Einnahme von Magensäureblockern. Haben wir allerdings zu wenig Magensäure, kann das für die Knochen so wichtige Kalzium nur schlecht vom Körper aus der Nahrung aufgenommen werden, da das Kalzium aus dem natürlich vorkommenden Kalziumkarbonat mittels Magensäure herausgelöst werden muss. In diesen Fällen kann die niedrig dosierte Aufnahme von zum Beispiel Kalziumzitrat, dem Kalziumsalz der Zitronensäure, notwendig sein. Es ist in Tablettenform im Handel verfügbar.

Alkoholkonsum

Auch wenn die vielfältigen Auswirkungen von Alkohol auf den Knochenstoffwechsel noch nicht vollständig geklärt sind, wissen wir mittlerweile, dass ein hoher Alkoholgenuss zu einer Abnahme der Knochenmasse führen kann, unter anderem weil Alkohol die Osteoblasten hemmt, einen negativen Einfluss auf den Vitamin-D-Stoffwechsel hat und eine verstärkte Kalziumausscheidung über den Urin fördert.

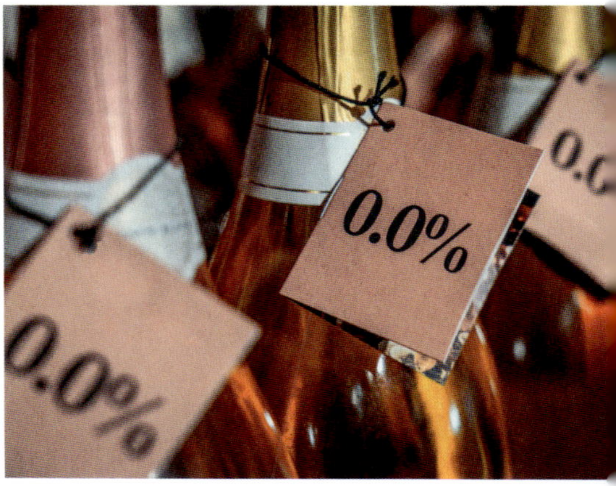

Tabakkonsum

Das Rauchen von Tabakwaren hemmt ebenfalls die Osteoblasten, also unsere knochenaufbauenden Zellen, und wirkt sich dazu noch negativ auf die Produktion von Östrogen und Testosteron aus, welche ebenfalls für die natürlichen Aufbauprozesse unserer Knochen vonnöten sind. Darüber hinaus können Nikotin und andere Chemikalien, die in Zigaretten und Co. enthalten sind, die Fähigkeit des Körpers, Kalzium aufzunehmen, verringern und die Durchblutung stören, was sich insbesondere bei der Knochenbruchheilung bemerkbar machen kann.

Medikamente

Auch wenn Medikamente zur Behandlung von Krankheiten unerlässlich sind, müssen wir sie an dieser Stelle mit aufnehmen. Denn als unerwünschte Nebenwirkung fördern einige Wirkstoffe den Knochenabbau und/oder hemmen den Knochenaufbau. Dazu gehören unter anderem Kortison, das im Grunde die medikamentöse Form des Stresshormons Cortisol ist, die bereits erwähnten Magensäureblocker, aber auch Antidepressiva und Blutverdünner sowie Chemo- und Strahlentherapien bei Krebserkrankungen. Wenn entsprechende Medikamente zur Anwendung kommen, weil sie als unerlässlich für eine erfolgreiche Therapie angesehen werden, sollte immer auch an den Knochen gedacht werden, da sich viele negative Effekte verhindern lassen, wenn entsprechende Vorsorgemaßnahmen ergriffen werden. Klar ist aber auch, dass der Knochen bei einer schweren Erkrankung stets mitleidet und daher die Therapie der Grunderkrankung, auch mit entsprechenden Medikamenten, definitiv im Vordergrund steht.

Diese Faktoren können wir nicht beeinflussen

Wie so viele Krankheitsbilder oder Anfälligkeiten für Erkrankungen hängt auch unsere Knochengesundheit von unseren genetischen, also familiären Veranlagungen ab. So haben Familienmitglieder von Osteoporose-Betroffenen – im Vergleich zu Familien ohne Osteoporose in der Vorgeschichte – ein erhöhtes Risiko, ebenfalls an Osteoporose zu erkranken.

Aber auch andere Erkrankungen – wie beispielsweise Diabetes mellitus, chronische Nierenerkrankungen, rheumatologische Erkrankungen, Asthma bronchiale, die chronische Lungenerkrankung COPD oder bestimmte Autoimmunerkrankungen – können aufgrund der Erkrankung selbst oder ihrer medikamentösen Behandlung dazu führen, dass unsere Knochengesundheit leidet, zum Beispiel, wenn Kortison in hohen Dosen über einen langen Zeitraum eingenommen werden muss.

Ebenso können Knochenerkrankungen die Masse, Struktur und Qualität unserer Knochen schwächen. Welche das sind und in welchem Maße wir sie beeinflussen oder sogar bestmöglich verhindern können, erfahren Sie im nächsten Kapitel.

DIE DREI GRUNDPFEILER FÜR STARKE KNOCHEN

- **Regelmäßige Bewegung und (Kraft-)Sport** setzen unsere Knochen Belastungsreizen aus, die den Knochenaufbau anregen und den Bewegungsapparat stärken.
- **Eine gesunde Ernährung** sorgt dafür, dass unser Körper alle Mineralien, Vitamine und Spurenelemente bekommt, die er für einen funktionierenden Knochenstoffwechsel benötigt.
- **Vitamin D** ist essenziell für unsere Knochen und wird vor allem über unsere Haut mittels Sonnenstrahlung gebildet. Da Aufenthalte im Freien vor allem im Herbst und im Winter in der Regel zu kurz kommen, ist die zusätzliche Gabe von Vitamin D oft erforderlich, um einen optimalen Spiegel zu erreichen. Über die Nahrung können wir nur wenig Vitamin D aufnehmen.

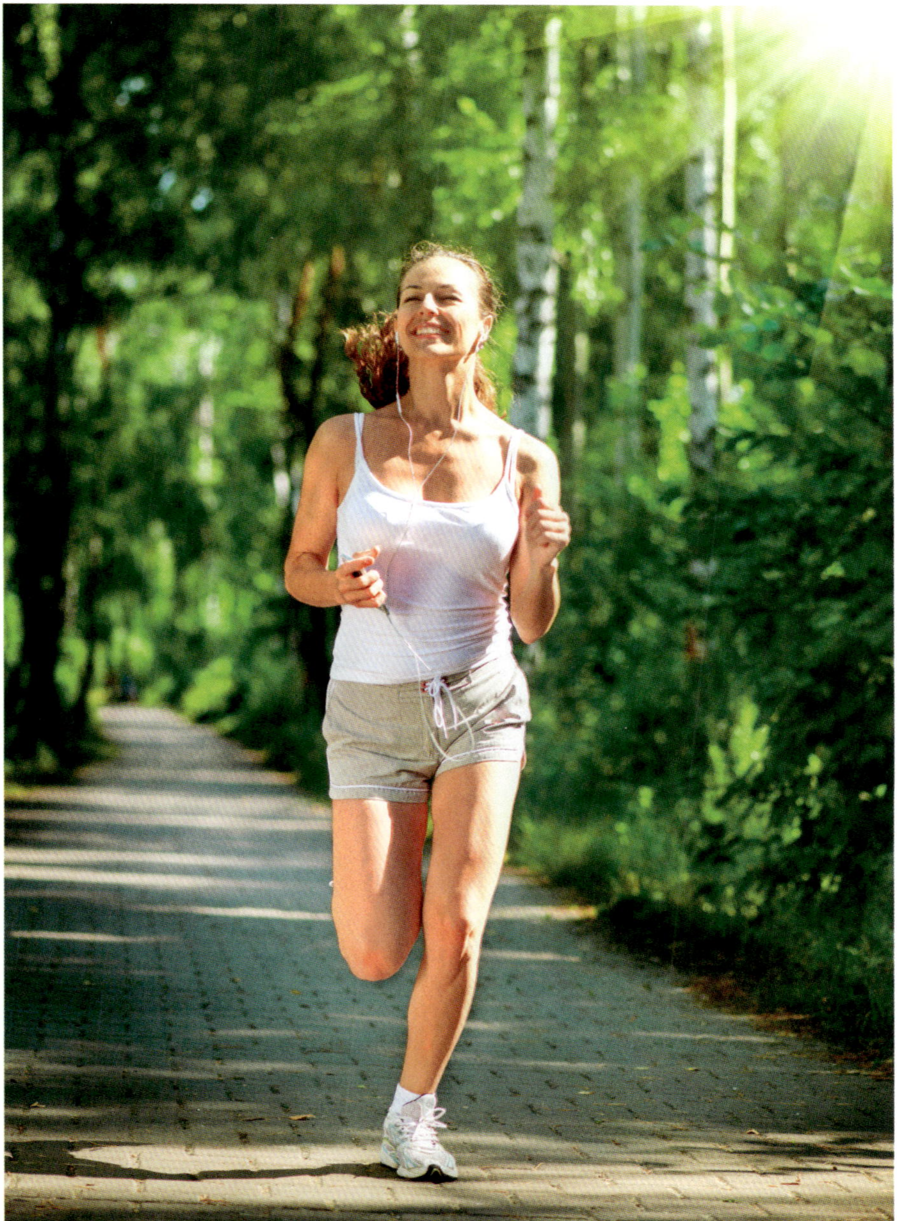

KNOCHEN-GESUNDHEIT

Neben der häufigen, aber weithin unterschätzten Osteoporose gibt es eine Vielzahl weiterer spezifischer Knochenerkrankungen. Durch einen gesunden und aktiven Lebensstil können diese Erkrankungen des Organs „Knochen“ in aller Regel positiv beeinflusst und manche davon sogar verhindert werden. Auf die wichtigsten Krankheitsbilder sowie die gängigsten Diagnoseverfahren gehen wir in diesem Kapitel ein.

KNOCHEN-ERKRANKUNGEN

Wenn wir über Erkrankungen unserer Knochen sprechen, dann unterscheiden wir grundsätzlich zwischen lokalen und systemischen Störungen, wobei ein lokales Phänomen wie zum Beispiel ein Knochenbruch immer auch Ausdruck einer systemischen Störung des Knochenstoffwechsels sein kann.

Wie Sie bereits wissen, ist das menschliche Skelett ein intelligentes, dynamisches System, das flexibel auf Belastungen durch Arbeit, Sport, Bewegung oder Gewichtsbelastung reagiert und steten Auf- und Ab-, das heißt Umbauprozessen unterliegt. Werden diese Prozesse gestört, kann ein Ungleichgewicht zwischen Knochenauf- und Knochenabbau auftreten. Wenn diese Störungen länger anhalten, können Knochenerkrankungen wie die Osteoporose entstehen. Knochenerkrankungen, die ihre Ursache in der Störung des Knochenstoffwechsels haben, werden auch unter dem Oberbegriff „metabolische Knochenkrankheiten" zusammengefasst. Sie können zum Beispiel aufgrund von Vitaminmangel, Störungen des Mineralstoffwechsels (Kalzium und Phosphat) oder des Hormonhaushalts entstehen. Metabolische Knochenerkrankungen können zu einem vermehrten Abbau oder verringerten Knochenaufbau und damit zu einer Reduktion der Knochenmasse/Knochendichte führen, was wiederum Knochenbrüche begünstigen kann.

Rachitis und Osteomalazie

Rachitis und Osteomalazie beschreiben einen Mineralisationsdefekt der Knochen, der mit einer unzureichenden Mineralisierung des neu gebildeten Knochenmaterials einhergeht.
Umgangssprachlich wird auch von einer „Knochenerweichung" gesprochen. Von einer Rachitis spricht man, wenn die Erkrankung im Kindesalter auftritt, dann sind vor allem auch die Wachstumsfugen betroffen, da hier – wie in Kapitel „Grundlagen" beschrieben – die Knochenneubildung geschieht. Von einer Osteomalazie spricht man, wenn die Erkrankung nach Wachstumsabschluss bei Erwachsenen auftritt.
In der Regel ist hier der Vorgang des Knochenauf- und -abbaus aufgrund eines Vitamin-D- oder Kalziummangels

beziehungsweise einer Fehlfunktion des Vitamin-D-Stoffwechsels gestört, wodurch der neu gebildete Knochen nicht mineralisieren kann und damit weich bleibt. Denn für den Knochenstoffwechsel spielt Vitamin D eine Schlüsselrolle: Es fördert die Kalzium- und Phosphataufnahme aus Darm und Niere und sorgt dafür, dass die wichtigen Mineralien in die Knochen eingebaut werden. Dieser letzte Schritt der Knochenneubildung ist ganz entscheidend, denn nur wenn durch die Einlagerung von Kalzium und Phosphat die Mineralisation oder Verkalkung stattfindet, das Hydroxylapatit gebildet wird, wird der Knochen hart und somit belastbar und stabil. Besteht ein Mangel an Vitamin D, stört dies die Mineralisation von neu gebildeter Knochensubstanz, was dazu führt, dass die Knochen nicht richtig „aushärten" können. In manchen Fällen bedingt allerdings auch ein Mangel an Phosphat die Knochenerweichung, beispielsweise bei Nierenerkrankungen oder einer erblich bedingten angeborenen Krankheit namens Phosphatdiabetes, bei der Phosphat über die Niere verloren geht.

Die Osteomalazie zeigt sich bei Erwachsenen zunächst durch belastungsabhängige Schmerzen an den verschiedensten Stellen des Skeletts, vor allem aber an den lasttragenden unteren Extremitäten, also den Beinen und Füßen. Die Schmerzen sind in der Regel schwer zu lokalisieren, beziehungsweise treten an mehreren Stellen auf und werden häufig zunächst Gelenkerkrankungen wie zum Beispiel rheumatischen Erkrankungen zugeordnet. Denn bei Gelenkschmerzen tippen viele Menschen zunächst auf

Knochenumbau

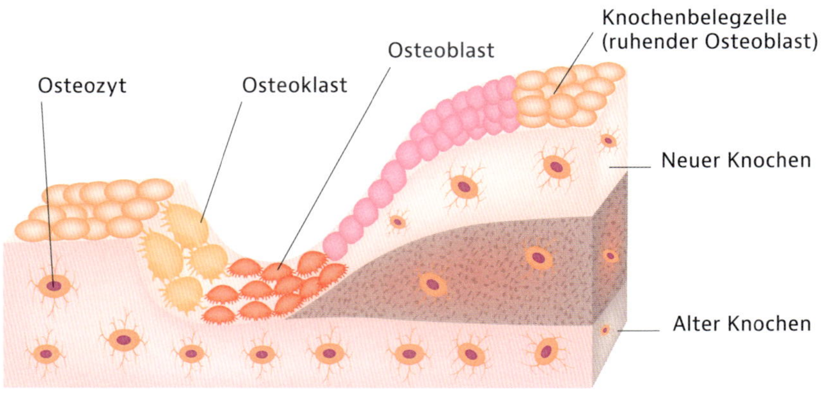

Erkrankungen wie Arthrose, Gicht oder Rheuma, die nicht die Knochen selbst betreffen. Oft wird die Osteomalazie aber auch mit der Osteoporose verwechselt, bei der allerdings in aller Regel keine Knochen-, Gelenk- oder Muskelschmerzen auftreten.
An dieser Stelle ist es wichtig zu betonen, dass eine Osteoporose, also der schrittweise Verlust an Knochenmasse, selbst zunächst keine Schmerzen verursacht! Diese entstehen in der Regel erst, wenn die Folgen der Osteoporose, nämlich Knochenbrüche, auftreten. Bei der Osteomalazie hingegen schmerzen die Knochen aufgrund ihrer (Mikro-)Instabilität tatsächlich selbst. Außerdem kommt es zu sogenannten Insuffizienzfrakturen, die ebenfalls schmerzhaft sind. Die Betroffenen klagen im weiteren Verlauf häufig auch über Muskelschmerzen und -schwäche und sind schnell erschöpft. Ist die Knochenerweichung fortgeschritten, können sich die weichen Knochen auch sichtbar verbiegen, was wiederum vor allem an den Beinen und im Kindesalter zu beobachten ist.

Kindererkrankung Rachitis

Bei Kindern macht sich die Rachitis in der Regel erst mit dem Laufbeginn bemerkbar, wobei dieser oft später erfolgt, sodass betroffene Kinder erst mit zwei und nicht schon mit einem Jahr anfangen zu laufen. Dazu kann sich ein sogenannter „Watschelgang" und eine O- oder X-Beinstellung zeigen, da sich die nicht ausreichend mineralisierten Knochen unter dem Körpergewicht zunehmend verformen. Besteht eine ausgeprägte Mineralisationsstörung, zeigen sich die Knochenveränderungen auch im Bereich des Schädels, des Brustkorbs sowie der Arme. Da Säuglinge heutzutage meist eine Vitamin-D-Prophylaxe erhalten, also eine vorbeugende Vitamin-D-Gabe in Tablettenform, ist die Rachitis aufgrund eines Vitamin-D-Mangels in den letzten Jahrzehnten hierzulande selten geworden. Bei fehlender Vitamin-D-Prophylaxe oder als Folge von Grunderkrankungen wie Nierenfunktionsstörungen oder chronisch entzündlichen Darmerkrankungen kann sie dennoch vorkommen.
Erfreulicherweise ist die Rachitis nach Diagnose sehr gut therapierbar und heilt in der Regel folgenlos aus. Wobei die rechtzeitige Diagnose und Therapie ganz entscheidend sind, da das Korrekturpotenzial der Knochen zum Beispiel bei Verformungen umso größer ist, je jünger die Kinder sind.

Erwachsenenkrankheit Osteomalazie

Um eine Osteomalazie zu diagnostizieren, wird Ihr Arzt zunächst Ihr Blut und eventuell Ihren Urin untersuchen und bei einem speziellem Verdacht Röntgen- oder MRT-Aufnahmen anfertigen, um

OSTEOMALAZIE VERSUS OSTEOPOROSE

Bei der **Osteoporose** kommt es über einen längeren Zeitraum zu einer Abnahme der Knochenmasse/Knochendichte und der Knochenstruktur, sodass das Knochenbruchrisiko steigt. Der vorhandene Knochen ist aber normal mineralisiert.

Bei einer **Osteomalazie** liegt hingegen eine Mineralisationsstörung der Knochen vor. Die Knochenmasse ist dabei zunächst nicht reduziert, der vorhandene Knochen ist aber nicht ausreichend mineralisiert. Bei der Osteomalazie stehen Knochenschmerzen und Insuffizienzfrakturen im Vordergrund.

Bei beiden Erkrankungen kann die Knochendichte reduziert sein, bei der Osteoporose, weil weniger Knochen vorhanden ist, und bei der Osteomalazie, weil der nicht mineralisierte Knochen bei der Knochendichtemessung nicht erfasst werden kann. Für eine sichere Diagnose sind daher laborchemische Untersuchungen von Blutproben entscheidend, denn nur so kann das eine vom anderen unterschieden werden.
Der Goldstandard zum Nachweis einer Osteomalazie ist eine Knochenbiopsie, da nur dabei das nicht mineralisierte Knochengewebe direkt nachgewiesen werden kann.

die Erkrankung zu bestätigen. Besonders die Blutuntersuchung ist ausschlaggebend, um die Osteomalazie von der Osteoporose abzugrenzen. Von Bedeutung sind dabei vor allem die folgenden Parameter: Kalzium, Phosphat, Vitamin D, Parathormon und die Alkalische Phosphatase.
Ist ein Vitamin-D-Mangel die Ursache für die Osteomalazie, erfolgt in der Regel die Gabe von (hochdosierten) Vitamin-D-Präparaten über mehrere Wochen oder Monate, bevor auf eine Erhaltungsdosis umgestellt werden kann. Liegen gleichzeitig ein Kalzium- und ein Phosphatmangel vor, kann dieser ebenfalls mittels entsprechender Präparate ausgeglichen werden. Bei lokalen Knochenkomplikationen können zusätzlich zum Beispiel auch stützende Orthesen oder korrigierende operative Verfahren zum Einsatz kommen.

Osteoporose

Osteoporose ist eine systemische Skeletterkrankung, die durch den Verlust von Knochenmasse/Knochendichte, einhergehend mit einer Verschlechterung der Mikroarchitektur des Knochengewebes, charakterisiert ist. Wir erinnern uns: Je dichter die Struktur der Trabekel im Inneren eines Knochens ist, desto stärker und belastbarer ist er. Werden die Hohlräume jedoch immer größer, weil der Knochenabbau den Knochenaufbau übersteigt, verlieren wir Knochen und das Risiko für Knochenbrüche steigt. Auf- und Abbau von Knochensubstanz sind normalerweise genau aufeinander abgestimmte Prozesse, die unter anderem von Hormonen gesteuert werden. Bei Patientinnen und Patienten mit einer Osteoporose sind diese Mechanismen gestört und es kommt zu einem Ungleichgewicht zwischen Abbau und Neubildung von Knochen. Dies ist auch der Grund, warum Osteoporose häufig im Alter auftritt, denn im Laufe des Lebens können verschiedene Ereignisse wie zum Beispiel Krankheit, Immobilisation, Wechseljahre etc. dazu beitragen, dass der Knochenaufbau ab- und/oder der Knochenabbau zunimmt. Außerdem müssen wir immer aktiv daran arbeiten, die sogenannte „Peak-Bone-Mass", also die größte Knochenmasse unseres Lebens, zu erhalten. Wenn wir von einer systemischen Erkrankung sprechen, meinen wir, dass die Veränderungen des Knochenumbaus das Organ Knochen insgesamt und damit alle Knochen betreffen. Schätzungen zufolge erleidet jede dritte Frau und jeder fünfte Mann im Laufe des Lebens einen Knochenbruch aufgrund von Osteoporose. Sie ist damit die häufigste Knochenerkrankung über-

Knochendichte

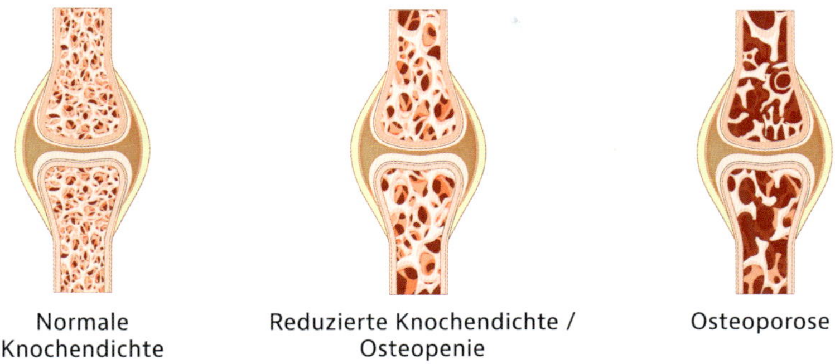

OSTEOPOROSE IN ZAHLEN

5.659.000 Personen mit Osteoporose (in Deutschland im Jahr 2019)

79,5% Frauen

20,5% Männer

831.000	neue Fragilitätsfrakturen (in Deutschland im Jahr 2019)
2300	Frakturen pro Tag
95	Frakturen pro Stunde

Voraussichtlicher Anstieg der Fragilitätsfrakturen:

2019: 831.000

2034: 967.000 + 16,4%

haupt. Die häufigste Form der Osteoporose ist die postmenopausale Osteoporose der Frau aufgrund des Östrogenmangels nach den Wechseljahren (Menopause). So sind denn auch ca. 80 Prozent der Osteoporose-Patienten Frauen und nur ca. 20 Prozent Männer. Eine altersbedingte Osteoporose, die Frauen und Männer gleichermaßen betrifft, tritt meist nach dem 70. Lebensjahr auf. Zu den typischen osteoporotischen Brüchen zählen Wirbelkörper- und Oberschenkel(Schenkelhals)-Frakturen. Aber auch andere Knochenbrüche wie Frakturen des Oberarms (der Schulter) oder des Unterarms (des Handgelenks) können durch Osteoporose bedingt auftreten.

Begünstigt wird die Entwicklung einer Osteoporose durch genetische Veranlagung, Fehlernährung und Bewegungsmangel. Entsteht eine Osteoporose aufgrund von bestimmten anderen Erkrankungen oder der Einnahme von Medikamenten, spricht man von einer sekundären Osteoporose. In diesen Fällen ist – neben der Therapie der Osteoporose – die erfolgreiche Therapie der

Körperhaltung bei Osteoporose

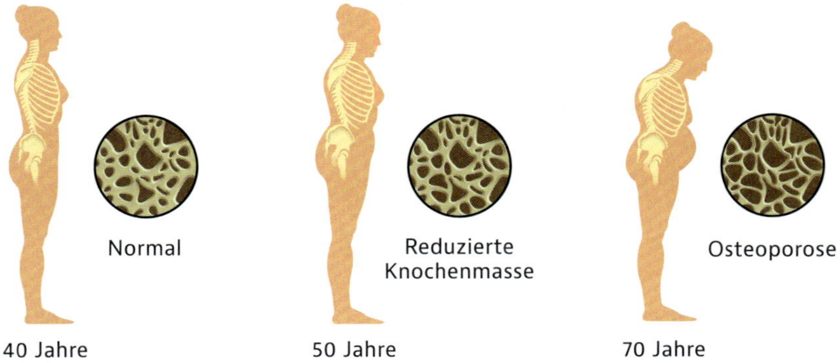

Grunderkrankung beziehungsweise die Medikamentenumstellung ganz entscheidend.

Typische Symptome für eine Osteoporose sind (chronische) Rückenschmerzen, die aber auch bei ausgeprägter Osteoporose (wenn keine Frakturen auftreten) fehlen können (!), Knochenbrüche bei inadäquater/minimaler Belastung und eine Veränderung der Wirbelsäule mit Ausbildung eines Rundrückens (Witwenbuckel) und eine Größenabnahme.

Wichtig zu wissen: Da der Knochenverlust an sich nicht schmerzhaft ist, sondern erst die daraus resultierenden Frakturen, kann eine schwere Osteoporose auch völlig ohne Schmerzen vorliegen. Wenn eine Patientin oder ein Patient also eine erniedrigte Knochendichte hat, diese jedoch nicht das subjektive Wohlbefinden stört, ist es oft für die behandelnde Ärztin oder den behandelnden Arzt nicht so leicht, eine Krankheitseinsicht zu erreichen.

Um eine Osteoporose zu diagnostizieren, wird auf die Knochendichtemessung in DXA-Technologie zurückgegriffen. Wie genau dieses Verfahren funktioniert und welche neuen Alternativen die Medizin heute bietet, besprechen wir im Verlauf dieses Kapitels noch einmal im Detail (siehe Kapitel „Knochendichtemessung" ab der Seite 73).

Wird eine Osteoporose diagnostiziert, ist das kein Weltuntergang, denn es stehen heutzutage viele teils sehr potente Therapien zur Verfügung! Darüber hinaus ist die Diagnose der Osteoporose Grundvoraussetzung, um eine Therapie einleiten und damit weitere Frakturen, Beschwerden, Immobilität und Leiden verhindern zu können.

Bei der Osteoporose-Therapie unterscheiden wir zwischen der

- Basistherapie, die vor allem einen individuellen Bewegungsplan und Ernährungsempfehlungen (u.a. Vitamin D und ausreichend Kalzium und Eiweiß) umfasst, sowie der
- spezifischen Therapie, die Medikamente zum Schutz vor Knochenabbau (antiresorptiv) oder zur Förderung des Knochenaufbaus (osteoanabol) beinhaltet.

Ein guter Schutz vor einer Osteoporose ist eine möglichst hohe „Peak-Bone-Mass", die es, wie im Kapitel „Grundlagen" beschrieben, durch gesunde Ernährung, Vitamin D und ausreichend Bewegung/Belastung möglichst lange zu erhalten gilt.

Morbus Paget

Beim Morbus Paget handelt es sich um eine lokal auftretende Knochenerkrankung, die mit einer Verdickung und Verformung der Knochen einhergeht, weil der Knochenab- und -aufbau lokal aus dem Gleichgewicht geraten ist. Dabei kann der Morbus Paget an nur einem Knochen (monostotisch) oder an mehreren Knochen gleichzeitig (polyostotisch) auftreten. Der Grund für das Ungleichgewicht ist in diesem Fall eine krankhafte Veränderung der Zellen, die für den Knochenabbau verantwortlich sind – die Osteoklasten verändern sich hier in ihrer Größe und Aktivität extrem und werden zu sogenannten „Riesenosteoklasten" mit weit mehr als zehn Zellkernen. Diese Riesenosteoklasten resorbieren die lokalen Knochenstrukturen, die dann von den Osteoblasten überstürzt wiederaufgebaut werden. Dieser überstürzte und unkontrollierte Umbau führt zu den lokalen Knochenveränderungen und auch zu den typischen Symptomen wie lokalen Schmerzen, Verformungen und einer Überwärmung, welche aufgrund einer lokal vermehrten Durchblutung auftritt. Zumeist tritt der Morbus Paget ab dem 40. Lebensjahr auf, wobei Betroffene aber auch lange beschwerdefrei bleiben können.

Steht der Verdacht auf einen Morbus Paget im Raum, wird zunächst ein gründliches Anamnesegespräch geführt. Eine körperliche Untersuchung gibt Aufschluss über eventuelle Deformierungen, Fehlstellungen oder lokale Überwärmungen, gefolgt von einer Blutuntersuchung, bei der im Falle eines Morbus Paget vor allem ein erhöhter Spiegel der alkalischen Phosphatase im Blut nachweisbar ist, was ein Hinweis auf eine gesteigerte Aktivität der knochenaufbauenden Zellen sein kann. Mithilfe einer Röntgenuntersuchung können eventuell strukturelle Folgen des überstürzten und unkontrollierten Knochenumbaus nachweisbar sein, während eine Skelettszintigrafie (mehr dazu im Kapitel „Knochenuntersuchungen" ab der Seite 70) die Bereiche mit lokal erhöhtem Knochenumbau sichtbar werden lässt. Behandelt wird die Erkrankung mit Medikamenten (intravenösen Bisphosphonaten), die die ursächlichen Riesenosteoklasten und somit den krankhaften Knochenumbau zuverlässig hemmen und die daraus resultierenden Schmerzen lindern können.

Hyperparathyreoidismus

Der Hyperparathyreoidismus beschreibt zunächst nur einen Parathormonspiegel oberhalb des Normbereichs. Das Parathormon wird in den Nebenschilddrüsen gebildet und ist für die Regulation des Kalziumspiegels ganz entscheidend. (Genaueres dazu im Kapitel „Welche Rolle spielen die Hormone?" ab der Seite 26.) Seine physiologische Aufgabe ist es, den Kalziumspiegel konstant zu halten und bei einem erhöhten Kalziumbedarf die Aufnahme des Kalziums aus dem Darm und den Nieren zu fördern und Kalzium durch seinen Abbau aus den Knochen zu mobilisieren.

Die häufigste Form des Hyperparathyreoidismus ist ein sekundärer Hyperparathyreoidismus, kurz sHPT. Ist die Kalziumversorgung suboptimal, zum Beispiel aufgrund eines Vitamin-D- oder Kalziummangels steigt der Parathormonspiegel, um Kalzium wie beschrieben zu mobilisieren.

Beim primären Hyperparathyreoidismus (pHPT) beruhen die erhöhten Parathormonspiegel auf einer Funktionsstörung der Nebenschilddrüsen, die unabhängig vom Kalziumspiegel zu hohe Spiegel von Parathormon produzieren. Ursache sind meist gutartige Gewebsneubildungen der Nebenschilddrüse(n), sogenannte Nebenschilddrüsenadenome. Auslöser für die Beschwerden eines pHPT ist der durch die Nebenschilddrüsenüberfunktion erhöhte Kalziumspiegel im Blut (Hyperkalzämie) sowie die erhöhte Kalziumausscheidung über die Nieren (Hyperkalziurie). Neben Symptomen wie Kraftlosigkeit, Depressionsneigung oder Gedächtnisstörungen können nierenassoziierte Symptome wie Flüssigkeitsverlust mit übermäßigem Durst und Nierensteine auftreten. Eine Hyperkalzämie kann zudem zu Beschwerden im Magen-Darm-Trakt, ungewollter Gewichtsabnahme und Verstopfung führen. Außerdem kann der vermehrte Knochenabbau zur Kalziumfreisetzung in der Folge auch eine Osteoporose und erhöhte Knochenbrüchigkeit verursachen.

Als tertiären Hyperparathyreoidismus (tHPT) bezeichnet man eine Nebenschilddrüsenüberfunktion, die sich durch die andauernde Überstimulierung der Nebenschilddrüsen im Rahmen eines lang anhaltenden sHPT entwickeln kann. Diese Form findet sich häufiger bei Dialysepatienten und -patientinnen infolge einer jahrelang bestehenden Niereninsuffizienz mit entsprechender Störung des Kalziumstoffwechsels.

Auch für die Diagnose des Hyperparathyreoidismus sind Laboranalysen aus Blut und Urin ganz entscheidend: Ein erhöhtes Serumkalzium gemeinsam mit einer erhöhten Kalziumausscheidung im Urin bei unverhältnismäßig hohem Parathormonwert sichern die Diagnose eines pHPT. Während erhöhte Parathormonwerte bei niedrig-normalem Serumkalzium und erniedrigter Kalziumausscheidung im Urin typisch für einen sHPT sind.
Die weiterführende Diagnostik umfasst zunächst die Sonografie des Halses, eine Ultraschalluntersuchung, bei der die Nebenschilddrüsen abgeklärt und insbesondere vergrößerte Nebenschilddrüsen (Adenome) gesucht werden. Auch eine Szintigrafie zur Darstellung von hormonaktivem Gewebe kann bei unklaren Befunden erwogen werden. Können die Gewebsneubildungen (Adenome) identifiziert und operativ entfernt werden, verschwindet auch die Hyperkalzämie und kann sich der Kalziumspiegel sowie die Kalziumversorgung der Organe (Knochen!) normalisieren.

Knochenentzündung (Osteitis und Osteomyelitis)

Bei einer Knochenentzündung müssen wir unterscheiden, ob sie aufgrund einer bakteriellen Entzündung von außen oder aufgrund einer Entzündung des Knochenmarks, also von innen heraus, auftritt.

Die Ursache für eine bakterielle Knochenentzündung von außen, die auch als Osteitis bezeichnet wird, ist meistens eine Operation oder Verletzung des Knochens. Durch die entstandene Verbindung des Knochens mit der Umwelt können Bakterien eindringen und zu einer Infektion führen, die sich durch die klassischen Entzündungszeichen wie lokale Schmerzen, Schwellungen, Rötungen und Überwärmung zeigen kann.
Um eine Knochenentzündung zu diagnostizieren, wird der betroffene Knochen mittels Röntgenaufnahmen oder anderer bildgebender Verfahren wie einer Magnetresonanztomografie (MRT) oder Computertomografie (CT) untersucht, während mittels einer Blutuntersuchung Entzündungszeichen analysiert und möglichst der Erreger, der die Infektion ausgelöst hat, identifiziert werden soll. Ist dies geschehen, kann die Behandlung zielgerichtet, meist mit einem geeigneten Antibiotikum, erfolgen, das die verursachenden Bakterien bekämpft. Bei fortgeschrittenen Befunden kann eine operative Entfernung des infizierten Gewebes zur Sanierung des Infektionsherdes erforderlich sein.
Die Knochenmarkentzündung, die als Osteomyelitis bezeichnet wird, betrifft primär das Knochenmark und kann akut oder auch chronisch verlaufen. Hier erfolgt die Infektion des Knochenmarks über die Blutversorgung der Knochen und somit über einen anderen Infekti-

onsherd des Körpers. Entsprechende Infektionen können zum Beispiel über eine Mandel-, Zahn- oder Mittelohrentzündung über die Blutversorgung auf die Knochen übergreifen. Wird eine Osteitis oder Osteomyelitis nicht oder nicht rechtzeitig diagnostiziert, die Therapie nicht rechtzeitig gestartet ober bleibt die Behandlung gar aus, kann die Osteomyelitis Knochengewebe sowie angrenzende Gewebe wie Gelenke zerstören.
Auch bei der Osteomyelitis kommen zur Diagnostik bildgebende Verfahren (Röntgen, MRT oder CT) sowie eine Blutuntersuchung auf Entzündungszeichen und Keime (Erregerbestimmung mittels Blutkultur) zur Anwendung. Wie bei der Osteitis erfolgt auch bei der Osteomyelitis nach der Diagnose die zielgerichtete Behandlung mit einem Antibiotikum und bei Bedarf die operative Sanierung.

Knochenmarködeme

Ein Knochenmarködem kann als Reaktion auf eine Verletzung – wie zum Beispiel eine Fraktur oder Prellung – bei Überbelastung, Entzündung, Durchblutungsstörung oder anderen lokalen oder systemischen Einflüssen auf den Knochen entstehen. Das Knochenmarködem ist zunächst eine Flüssigkeitsansammlung im Knochenmark, die nur mittels MRT dargestellt werden kann. Knochenmarködeme können sehr schmerzhaft sein, wobei die Ursachen hierfür noch nicht final geklärt werden konnten. Diskutiert werden Schmerzreize aufgrund von lokal absterbenden Zellen und entsprechenden Botenstoffen sowie Druckerhöhungen innerhalb des Knochens/Knochenmarks. Eine frühzeitige Diagnose mittels MRT und die gezielte Behandlung sind besonders wichtig, da sich aus Knochenmarködemen auch Knochennekrosen entwickeln können und metabolische Ursachen möglichst zügig identifiziert und therapiert werden sollten. Eine Schonung und gegebenenfalls sogar eine kurzfristige Entlastung sind bei schmerzhafter Belastung empfohlen. Darüber hinaus sollten Knochenmarködeme aber immer auch Anlass geben, den Vitamin-D- und Kalzium-Haushalt sowie den Knochenstoffwechsel zu überprüfen, um systemische Faktoren mitbehandeln zu können.

Knochennekrosen

Eine Knochennekrose oder Osteonekrose (Knocheninfarkt) bezeichnet und beschreibt das Absterben von Knochengewebe. Ursache dafür kann eine Störung der Blutzirkulation sein, aber zum Beispiel auch eine Infektion, ein lokales Trauma oder eine Bestrahlung. Knochennekrosen können generell in allen Knochen vorkommen, treten jedoch besonders häufig im Hüftkopf, in der Knierolle, der Fußwurzel oder im Mittelfußköpfchen auf. Im Endstadium der

Erkrankung kann es zu einer vollständigen Zerstörung beziehungsweise einem kompletten Absterben des betroffenen Knochens kommen. Da häufig gelenknahe Knochen betroffen sind, entwickelt sich dann in aller Regel eine Arthrose der angrenzenden Gelenke, da sich der gelenkbildende Knochen verformt, einbricht oder gar auflöst.
Um eine Osteonekrose früh diagnostizieren zu können, ist eine Kernspintomografie (MRT) vonnöten, denn nur hier können charakteristische Veränderungen im Frühstadium diagnostiziert werden. Im Röntgenbild sieht man in der Regel erst die späten und irreversiblen Veränderungen wie verformte Knochen oder eingebrochene Gelenkflächen.
Auch bei dieser Knochenerkrankung können die Symptome zunächst irreführend beziehungsweise unspezifisch erscheinen und auf diverse andere Erkrankungen hinweisen. Typisch sind Schmerzen, eine Einschränkung der Beweglichkeit und eventuell eine Schwellung im Bereich der angrenzenden Gelenke bei kleinem Weichteilmantel. Ist der Knocheninfarkt schließlich diagnostiziert, erfolgt die Behandlung in Abhängigkeit des Stadiums der Erkrankung. So können in den Anfangsstadien Maßnahmen wie Schonung und Ruhigstellung des Knochens beziehungsweise des Gelenkes zur Schmerzlinderung beitragen. Außerdem ist unterstützend die Basistherapie ganz entscheidend, spezifische Medikamente, die in den Knochenstoffwechsel eingreifen, können zur Anwendung kommen. In fortgeschrittenen Stadien kann die Osteonekrose auch operativ versorgt werden, zum Beispiel mittels Anbohrung zur Verbesserung der Blutversorgung. Ist es bereits zu einer Zerstörung des Knochens gekommen, kann der Defekt gegebenenfalls mit transplantiertem Knochen überbrückt und mit Platten stabilisiert werden. Bei Zerstörung des Gelenkes kommt – vor allem bei großen Gelenken wie Hüfte und Knie – die Implantation eines künstlichen Gelenkersatzes infrage.

Knochenbrüche

Frakturen (Knochenbrüche) sind die wohl geläufigste Knochenerkrankung. Grundsätzlich gilt für Knochenbrüche aber glücklicherweise: Mit der richtigen Behandlung heilen Frakturen in der Regel folgenlos aus. Unsere Knochen sind nämlich das einzige Gewebe, das ohne Narbenbildung ausheilen kann (mehr dazu im Kapitel „Wie regenerieren und heilen Knochen?" ab der Seite 22).
Es gibt verschiedene Ursachen, die zu Knochenbrüchen führen können. Grob unterscheidet man aber drei Arten der Frakturentstehung, wobei diese auch gemeinsam vorkommen beziehungsweise ineinander übergehen können und nicht immer klar zu trennen sind:

Erste Ursache: Eine starke Gewalteinwirkung von außen – zum Beispiel durch einen Schlag oder einen Stoß –, die zu einem Bruch des Knochens direkt an Ort und Stelle führt, während mechanische Einflüsse wie Stauchungen oder Drehungen indirekt wirken, sodass der Knochen an einer anderen Stelle als dem Ort der Gewalteinwirkung bricht.
Zweite Ursache: Das Knochengewebe ist aufgrund einer Erkrankung vorgeschädigt und dementsprechend instabil bzw. brüchig. Dann bricht der Knochen bereits bei normaler Belastung oder sogar ganz ohne erkennbaren Grund. Ärzte sprechen dann von einer „pathologischen" oder „inadäquaten" Fraktur.
Dritte Ursache: Aufgrund von Überlastung – zum Beispiel während langer Märsche oder Läufe – kommt es durch die lang anhaltende, immer wieder auftretende mechanische Belastung zu Knochenbrüchen, den sogenannten Ermüdungsfrakturen. Diese Frakturen, die auch als Stress- oder Insuffizienzfrakturen bezeichnet werden, entstehen entweder bei ungewöhnlich starker Belastung oder Belastungssteigerung oder aber dann, wenn die Regenerationsfähigkeit der Knochen geringer als die Belastungsintensität ist. Anders formuliert: Selbst wenn keine außergewöhnlich hohe Belastung des Knochens besteht, können Stressfrakturen entstehen, wenn der Knochen es nicht schafft, sich ausreichend zu regenerieren.

Knochenbrüche können in jedem Lebensalter auftreten. Am häufigsten sind jedoch Kinder und Erwachsene über 60 Jahre betroffen. Und Sie erahnen den Grund für diese Alterszuordnung wahrscheinlich schon – Kinder, die ihre Umwelt mutig erkunden, verletzen sich beim Spielen und Toben deutlich häufiger als junge Erwachsene oder Erwachsene mittleren Alters, während bei älteren Menschen das Risiko zu stürzen wieder zu- und die Knochenqualität abnimmt.

Arten von Knochenbrüchen

Knochen können auf verschiedene Arten brechen – und je nachdem, auf welche Weise ein Knochen gebrochen ist, verläuft die Heilung unterschiedlich schnell beziehungsweise kompliziert oder unkompliziert. Bei der Unterscheidung von Knochenbrüchen müssen wir zunächst zwischen den geschlossenen und den offenen Frakturen differenzieren. Denn während bei einem geschlossenen Bruch die Haut und Weichteile über dem Knochen intakt sind, sind bei einem offenen Bruch auch die Haut und andere Weichteilgewebe wie zum Beispiel Muskeln ebenfalls von der Verletzung betroffen. Mitunter sind sogar Knochenteile von außen durch die offene Wunde sichtbar. Hier ist die Gefahr für eine Infektion (Osteitis) und eine gestörte Knochenheilung besonders groß.

Quer-, Längs- und Schrägfrakturen: Die Frakturrichtung bei vollständigen Knochenbrüchen bestimmt die Bezeichnung der Fraktur. Eine Querfraktur ist damit logischerweise ein vollständiger Knochenbruch, dessen Frakturlinie quer zur Längsachse eines Knochens verläuft, bei der Längsfraktur läuft die Frakturlinie in der Längsachse des Knochens und eine Schrägfraktur ist ein Knochenbruch, bei dem die Frakturlinie schräg zur Längsrichtung des Knochens verläuft. Liegen die „Bruchstücke" aneinander, spricht man von einer unverschobenen Fraktur, andernfalls ist der Bruch verschoben oder disloziert.

Spiralfraktur: Sie wird auch als Torsionsfraktur bezeichnet und entsteht aufgrund von Rotationsbewegungen an den großen Röhrenknochen: Wenn zum Beispiel beim Skifahren bei einem Sturz die Bindung nicht auslöst, kann eine indirekte Gewalteinwirkung auf den Unterschenkel durch die Drehung des Körpers gegen den fixierten Fuß entstehen, die bei entsprechend hoher Energie eine Spiralfraktur des Schienbeins verursachen kann.

Grünholzfraktur: Eine Besonderheit bilden die sogenannten Grünholzbrüche bei Kindern. Hier ist der Knochen noch von der sehr dicken Knochenhaut umge-

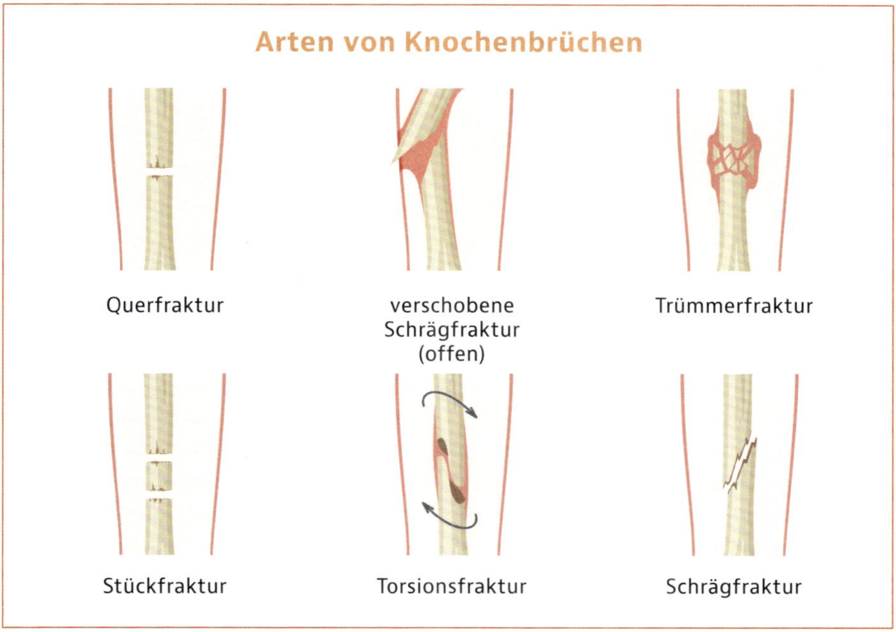

ben. Der Knochen bricht daher nicht komplett durch, sondern wird – wie ein junger Zweig – im Inneren plastisch verformt, während die Knochenhaut intakt bleibt. In der Regel heilen Grünholzbrüche schnell und gut aus. Sind allerdings die Wachstumsfugen der Knochen betroffen, können Störungen im Knochenwachstum auftreten.

Mehrfragment- oder umgangssprachlich Trümmerfraktur: Neben den einfacheren Knochenbrüchen gibt es auch komplizierte Fälle wie die Mehrfragmentfraktur mit teilweise deutlich mehr als nur zwei Knochenbruchstücken. Hier ist das Risiko besonders groß, dass Knochenfragmente verschoben sind und eine regelrechte Anatomie erst wiederhergestellt werden muss.

Abscherfraktur: Eine Abscherfraktur ist ein Knochenbruch, der an prominenten Knochenabschnitten, zum Beispiel an Gelenkfortsätzen, durch Schub- oder Scherkräfte ausgelöst wird. Diese sogenannten Avulsionsverletzungen sind in der Regel knöcherne Sehnenausrisse, die meistens bei Teenagern vorkommen, wenn das Skelett noch nicht vollständig ausgebildet, der Muskelapparat jedoch schon sehr stark ist. Dann können bei großer Krafteinwirkung entsprechende Knochenfragmente durch den Sehnenzug ausreißen.

Kompressionsfrakturen der Wirbelkörper: Sie kommen vor allem im mittleren und unteren Rücken, also in der Brust- und Lendenwirbelsäule, vor und entstehen aufgrund einer Druckbelastung, die zu einer Verformung der Wirbelkörper führt.

Diese Frakturen können adäquat zum Beispiel bei Verkehrsunfällen oder – häufiger – inadäquat bei Osteoporose vorkommen, wenn die Wirbelkörper aufgrund der verminderten Knochenqualität schon bei geringen (inadäquaten) Belastungen brechen beziehungsweise komprimiert werden.

Diagnose von Knochenbrüchen

In der Medizin unterscheiden wir zwischen den sogenannten „sicheren" und den „unsicheren" Frakturzeichen.

Zu den unsicheren Frakturzeichen – also Symptomen, die auch durch andere Verletzungen hervorgerufen werden können – zählen zum Beispiel Schmerzen, Schwellungen, eine Schonhaltung, Blutergüsse sowie die eingeschränkte Beweglichkeit des betroffenen Körperteils.

Sichere Frakturzeichen, die zum Glück selten vorkommen, sind hingegen: sichtbare Knochenfragmente bei offenen Frakturen, sogenannte Krepitationen (das hör- und fühlbare und sehr schmerzhafte Reiben von Knochenfragmenten aneinander), Fehlstellungen von Gliedmaßen sowie die abnorme Beweglichkeit des betroffenen Körperteils.

Frakturen, die auch die Gelenkfläche eines Knochens betreffen, führen zu

lokalen Knorpelverletzungen, die im Verlauf zu einem vorzeitigen Gelenkverschleiß, einer Arthrose, führen können. Diese Frakturen müssen entsprechend genau rekonstruiert werden, um die Gelenkfläche möglichst wiederherzustellen.
Diagnostiziert wird eine Fraktur in der Regel mittels einer Röntgenuntersuchung in zwei Ebenen. Bei Schädel-, Becken- oder Wirbelkörperfrakturen sowie komplexen Gelenkverletzungen kommt häufig auch die Computertomografie zum Einsatz, die die Knochenbrüche überlagerungsfrei und dreidimensional darstellen kann.

Vorbeugen, Früherkennung, Prognose

Traumatische Knochenbrüche erkennt man in der Regel sofort daran, dass sie starke Schmerzen verursachen. Manche Frakturen können aber auch zunächst

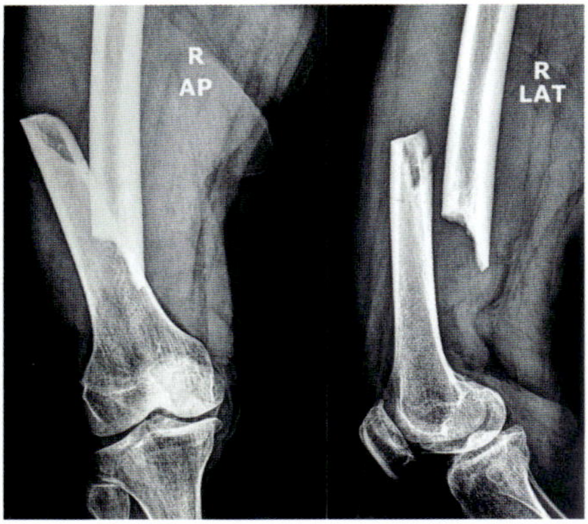

unentdeckt bleiben. Das kann zum Beispiel bei Ermüdungsfrakturen der Fall sein oder bei leichten osteoporotischen Wirbelkörperfrakturen. Ohne die richtige Behandlung wie Schonung, Ruhigstellung oder eine medikamentöse Therapie kann es aber passieren, dass der Knochen nicht richtig zusammenwächst. Dauerhafte Schmerzen oder Einschränkungen der Beweglichkeit können dann die Folge sein.
Lassen Sie eine Verletzung daher im Zweifel immer von einer Ärztin oder einem Arzt begutachten, vor allem, wenn sich die Beschwerden wie zum Beispiel Schmerzen unter Belastung verstärken. Mittlerweile stehen uns in der Medizin zudem zahlreiche bildgebende Verfahren zur Verfügung, die es ermöglichen, die verschiedenen Arten von Knochenbrüchen klar voneinander abzugrenzen und gezielt zu behandeln. Und das ist großartig, denn es ist noch gar nicht so lange her, da wurden die meisten Knochenbrüche immer gleich oder gar nicht behandelt und maximal durch eine Röntgenaufnahme bestätigt.
Wie bei den anderen Knochenerkrankungen ist es auch bei Frakturen natürlich am besten, wenn es gar nicht erst zu einer solchen kommt. Daher gelten auch an dieser Stelle wieder die „Drei Grundpfeiler für starke Knochen" (siehe Seite 50) – denn je stabiler und gesünder ein Knochen ist, desto schwerer bricht er.

KNOCHEN-UNTERSUCHUNGEN

Wie wir festgestellt haben, können Knochen durch Brüche, andere Verletzungen oder Reizungen, aber auch durch unterschiedliche Erkrankungen geschädigt werden. Im folgenden Kapitel wollen wir uns die verschiedenen Untersuchungen, die dabei helfen können, die Ursachen für Beschwerden an den Knochen und Gelenken zu finden, genauer anschauen.

Vor speziellen Knochenuntersuchungen finden normalerweise Voruntersuchungen statt. Diese setzen sich aus dem ausführlichen Gespräch zwischen Arzt und Patient, der sogenannten Anamnese, einer körperlichen Untersuchung und gegebenenfalls einer Blutuntersuchung zusammen. Diese Voruntersuchungen helfen dabei, zu entscheiden, ob und welche weiteren Diagnoseverfahren sinnvoll sind, und schützen damit auch vor unnötiger Diagnostik. Gehen wir die verschiedenen Verfahren also einmal durch:

Röntgenaufnahmen

Röntgenaufnahmen eignen sich besonders zur Darstellung von Knochen und weniger zur Untersuchung von Weichteilen. Das liegt daran, dass die verschiedenen Arten von Gewebe unterschiedlich viel Röntgenstrahlung durchlassen. Knochen lässt durch den hohen Anteil mineralisierten Gewebes wenig Röntgenstrahlung passieren, während Weichteile wie Fett und Muskeln für Röntgenstrahlung sehr durchlässig ist. Entsprechend wird der Röntgenfilm hinter dem Knochen kaum belichtet und bleibt hell (weiß), während der belichtete Film dunkel (schwarz) wird.

Heutzutage werden aber überwiegend digitale Röntgengeräte ohne Filme eingesetzt, die durch verschiedene Techniken die Strahlung der Untersuchung immer weiter und sehr deutlich reduzieren konnten.

Eine Anwendung von Röntgenstrahlen kann nur veranlasst werden, wenn sie medizinisch notwendig ist und von berechtigten Ärzten beauftragt wird. Die heutzutage verwendeten Dosen sind sehr niedrig und zusätzlich kom-

men bestimmte Schutzmaßnahmen, vor allem für Schwangere und Kinder, zur Anwendung. Besonders strahlensensible Organe wie beispielsweise die Geschlechtsorgane, die Schilddrüse oder die Augen werden – wenn möglich – eigens geschützt. Konkrete Schutzmaßnahmen gibt es außerdem für das medizinische Personal, das tagtäglich mit Röntgenstrahlung arbeitet. So werden entweder Bleischürzen getragen oder für die Untersuchung der Röntgenraum kurz verlassen. Außerdem wird mit einem Dosimeter die Strahlung, die auf den Körper trifft, erfasst und engmaschig ausgewertet.
Das Röntgen wird vorzugsweise eingesetzt, wenn ein begründeter Verdacht auf eine Fraktur besteht oder um Fehlstellungen oder Gelenkerkrankungen wie Arthrose festzustellen, um Operationen zu planen oder nach einer Operation den Sitz einer Prothese zu überprüfen. Die Röntgenaufnahme selbst dauert nur wenige Sekunden.

Digitale Volumentomografie (DVT)

Die Digitale Volumentomografie ist ein modernes dreidimensionales Röntgenverfahren, bei dem vor allem die Knochen, aber auch anteilig das Weichgewebe in Bilder gefasst werden können. Wie alle bildgebenden Verfahren stellt die DVT-Diagnostik eine nicht invasive, also völlig schmerzlose Untersuchungstechnik dar, mithilfe derer sich in wenigen Sekunden dreidimensionale Röntgenaufnahmen von Kiefer, Armen oder Beinen erstellen lassen, die selbst die feinsten Knochenstrukturen abbilden. Anders als mit der Computertomografie kann bei diesem Verfahren aber nicht der Körperstamm (Rumpf, Becken) untersucht werden.

Computertomografie

Die Computertomografie (CT) basiert auch auf dem Röntgenverfahren und ermöglicht eine detaillierte dreidimensionale Darstellung des Körpers. Dazu schickt das Gerät die Röntgenstrahlung aus unterschiedlichen Richtungen durch den Körper. Erzeugt werden die Bilder mit einem Computertomografen, einem Apparat mit einem rotierenden Ring im Inneren, durch den die Patientin oder der Patient auf einer Liege hindurchgefahren wird. Der Ring trägt verschiedene Röntgengeräte, die sich sehr schnell kreisförmig um den Patienten herum bewegen. Hierbei wird nicht die ganze Untersuchungsregion auf einmal durchstrahlt, sondern immer nur dünne Schichten. Man kann sich das vorstellen wie ein geschnittenes Brot: Jede Aufnahme bildet eine Scheibe des Körpers ab. Dadurch lassen sich ganze Körperregionen oder Organe genau darstellen. Aus den Informationen der einzelnen Aufnahmen berechnet der Computer ein mehrdimensionales Schnittbild der jeweiligen Körperregion. Um bestimmte

Strukturen besser sichtbar zu machen, kann es sein, dass vor der Untersuchung ein Kontrastmittel gegeben wird. Eine CT-Aufnahme geht zwar mit einer höheren Strahlenbelastung einher als eine einfache Röntgenuntersuchung, liefert aber auch deutlich mehr Bildinformationen. Ihre Anwendung ist daher speziellen Fragestellungen vorbehalten.

Skelettszintigrafie

Diese nuklearmedizinische Untersuchung des Knochensystems macht es möglich, lokale oder systemische Veränderungen des Knochenstoffwechsels darzustellen. Dabei wird eine schwach radioaktiv markierte Substanz (ein sogenannter Tracer) gespritzt, die sich an der Knochenoberfläche anlagern kann. Je besser eine Knochenregion durchblutet ist, desto mehr lagert sich von dieser Substanz lokal ab und hebt sich entsprechend von dem gesunden Knochen ab. Auf diese Weise lassen sich zum Beispiel entzündliche Veränderungen des Knochens (Osteitis/Osteomyelitis), Morbus Paget, Tumore oder Tumorabsiedlungen (Knochenmetastasen), aber auch okkulte Knochenbrüche (Frakturen) oder Lockerungen von Gelenkprothesen nachweisen.

SPECT/CT

Die SPECT/CT ist eine Kombination aus zwei unterschiedlichen Bildgebungsverfahren. SPECT beschreibt dabei die Single-Photon-Emissionscomputertomografie und ist eine nuklearmedizinische Untersuchung, bei der ebenfalls eine radioaktiv markierte Substanz (Tracer) verabreicht wird. Die Verteilung dieser Substanz im Körper wird anschließend gemessen, um Stoffwechselvorgänge dreidimensional darzustellen. Die Basis der SPECT ist die Szintigrafie. Das CT ist die bereits erklärte Computertomografie, die eine Vielzahl an Röntgenbildern nutzt, um den Körper scheibchenweise abzubilden. Während die SPECT stoffwechselaktive Herde aufzeigen kann, kann das CT im Anschluss die entsprechende Körperregion mit einer hohen Auflösung darstellen.

Magnetresonanztomografie (MRT)

Eine Magnetresonanztomografie, auch als Kernspintomografie bezeichnet, eignet sich besonders gut, um Weichteile wie Muskeln, Bänder oder Gelenkknorpel darzustellen. Ähnlich wie beim CT werden auch hier detaillierte Schnittaufnahmen des Körpers erstellt. Allerdings kommen keine Röntgenstrahlen zum Einsatz, sondern starke Magnetfelder. Diese bringen Gewebe in Schwingungen, sodass man Gewebe verschiedener Dichte wie Knochen, Muskeln, Sehnen und Fett gut voneinander unterscheiden kann. Die so gemessenen Signale werden in Bildinformationen

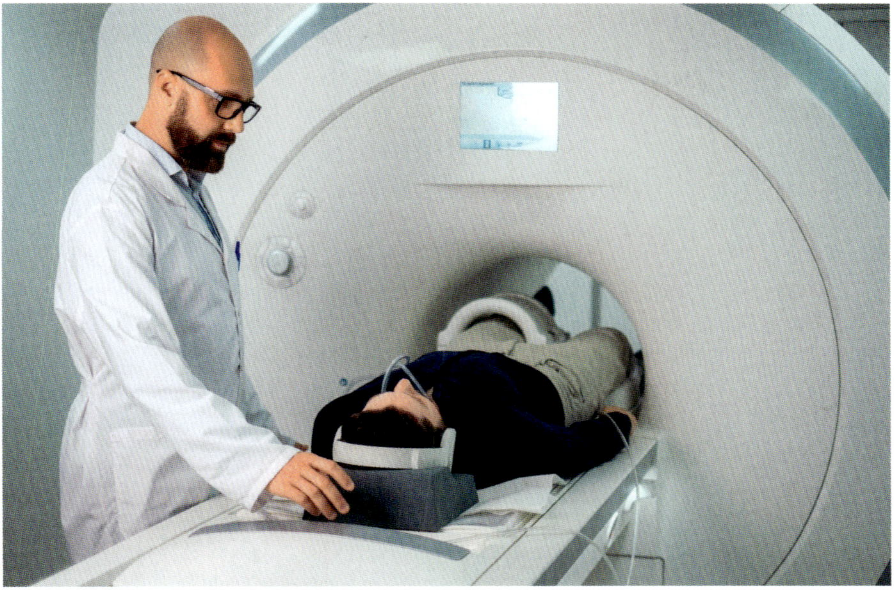

umgewandelt und auf einem Computer als zwei- oder dreidimensionale Abbildungen dargestellt. Am Bewegungsapparat kommt das MRT besonders häufig zum Einsatz, wenn es um Erkrankungen der Knie, der Schulter oder der Wirbelsäule geht. Mit MRT-Aufnahmen können zum Beispiel Bandscheibenvorfälle, Wirbelkörperfrakturen, Meniskus- oder Kreuzbandverletzungen sowie Sehnenverletzungen gut sichtbar gemacht werden.

Wichtig: Menschen, die Implantate haben, sollten klären und wissen, ob sie damit ins MRT dürfen – insbesondere bei älteren Implantaten. Neuere Implantate sind in der Regel MRT-fähig.

Knochendichtemessung

Bei einer Knochendichtemessung (Osteodensitometrie) wird der Mineralsalzgehalt der Knochen bestimmt. Aus diesen Ergebnissen lassen sich Rückschlüsse auf die Knochenmasse und damit auch auf die Stabilität der Knochen ziehen. Die Knochendichte wird mit einer speziellen Röntgenmethode ermittelt, der sogenannten DEXA (dt.) oder DXA, dies ist die Abkürzung für die englische Bezeichnung „Dual Energy X-Ray Absorptiometry". Hierbei werden schwache Röntgenstrahlen – viel schwächer als bei einer klassischen Röntgenaufnahme – durch die Knochen der Lendenwirbelsäule und des körper-

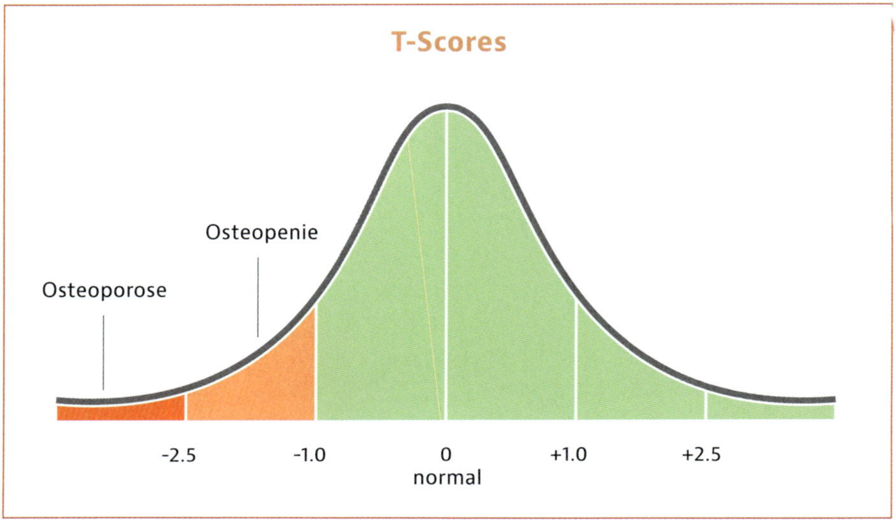

nahen Oberschenkels geschickt. Je mehr Strahlen die Knochen durchlassen, desto geringer die Knochendichte.
Dabei wird der ermittelte Kalksalzgehalt stets mit einer Referenzgruppe verglichen und die Knochendichte als Standardabweichung vom Mittel der Referenzgruppe angegeben. Beim Vergleich mit einem jungen Vergleichskollektiv zwischen 20 und 30 Jahren, also dem Alter der Peak-Bone-Mass, wird die Standardabweichung als T-Wert angegeben. Zieht man allerdings Vergleiche innerhalb einer Altersgruppe, wird die Abweichung vom Mittel als Z-Wert angegeben. Während man Personen über 50 Jahre also in aller Regel mit der jungen Vergleichsgruppe vergleicht, darf man junge Patientinnen und Patienten, vor allem Kinder, immer nur mit Gleichaltrigen vergleichen. Da die Kinder die Peak-Bone-Mass noch nicht erreicht haben, wäre dieser Vergleich unfair und es würden immer auffallend schlechte Werte generiert werden.
Eine Knochendichtemessung wird vor allem eingesetzt, um Osteoporose zu diagnostizieren. Die ermittelte Knochendichte wird, wie gerade ausgeführt, als T-Wert angegeben. Liegt der T-Wert zwischen 0 und -1 ist die Knochendichte im Referenzbereich, also normal. Bei einem T-Wert zwischen -1 und -2,5 geht man von einer verringerten Knochendichte aus und spricht von einer Osteopenie.
Die Osteopenie ist die Vorstufe der Osteoporose und beschreibt eine Art „Zwischenzustand" mit einer mäßig erniedrigten Knochendichte, die zwar

unter dem Normwert liegt, jedoch nicht so weit, dass die Kriterien einer Osteoporose erfüllt sind. Grundsätzlich kann man festhalten, dass die Osteopenie ebenfalls eine systemische Erkrankung des Skeletts ist, die durch eine niedrigere Knochendichte beschrieben wird und mit einem erhöhten Knochenbruchrisiko einhergeht. Sie entsteht aus denselben Gründen wie die Osteoporose, sollte ebenfalls Beachtung finden und entsprechend zu prophylaktischen Maßnahmen führen. Dies ist besonders wichtig, denn nicht aus jeder Osteopenie entwickelt sich automatisch eine Osteoporose. Vorausgesetzt, sie wird frühzeitig diagnostiziert und die nötigen Behandlungsschritte werden zügig und gewissenhaft umgesetzt.
Ab einem T-Wert von -2,5, wenn die Knochendichte also um mehr als 2,5 Standardabweichungen vom Mittel der jungen Vergleichsgruppe abweicht, liegt messtechnisch eine Osteoporose vor.

Wichtig zu wissen ist aber: Die DXA „macht" keine Diagnosen, sondern misst nur die Knochendichte. Das heißt, man kann bei einem T-Wert besser als -2,5 trotzdem eine schwere Osteoporose mit vielen Knochenbrüchen haben. Denn auch wenn dieses Verfahren viele Vorteile hat – es ist günstig, geht schnell, hat eine sehr geringe Strahlung, ist überall verfügbar und es gibt sehr viele Daten dazu –, so hat es auch einige Nachteile:
Das zweidimensionale Verfahren kann keine dreidimensionalen Strukturen darstellen, Überlagerungen können falsch-hohe Werte entstehen lassen und bei einliegendem Fremdmaterial nach Frakturversorgung kann man das Verfahren in dem Bereich nicht mehr anwenden, da die Werte ebenfalls falsch-hoch wären.
Da die Knochendichte pro Fläche angegeben wird, können auch Kompressionsfrakturen der Wirbelkörper die Knochendichte erhöhen, da dann die gleiche Knochenmasse auf einer kleineren Fläche dargestellt wird.
Auch kann die DXA natürlich nicht die Ursache der Knochendichteminderung erfassen, dafür braucht es dann im Weiteren die Anamnese, Untersuchungen und Laboranalysen. Denn ob der Knochen wirklich weg ist – wie bei der Osteoporose – oder nicht richtig mineralisiert – wie bei der Osteomalazie –, kann allein anhand der Knochendichte nicht entschieden werden.
Wichtig ist darüber hinaus, dass wir uns kurz daran erinnern, dass die Qualität und auch Stabilität eines Knochens nicht nur allein von seiner Dichte abhängen, sondern der ermittelte Knochendichtewert immer zusammen mit anderen Risikofaktoren und dem allgemeinen Gesundheitszustand betrachtet werden muss.

Knochenstrukturanalyse (HR-pQCT)

Die HR-pQCT zählt zu den neusten Diagnoseverfahren unserer Zeit, wenn es um die Messung der volumetrischen Knochendichte beziehungsweise um die Knochenstruktur geht. Mittels hochauflösender peripherer, quantitativer Computertomografie kann hier nämlich nicht nur die Dichte, sondern auch die Mikroarchitektur der Knochen gemessen beziehungsweise dargestellt werden. Und wie wir ja bereits wissen, hängt die Knochenfestigkeit vor allem auch von der räumlichen Verteilung des Knochenmaterials, also der Knochenarchitektur ab. Dieses Verfahren wird auch als „virtuelle Knochenbiopsie" bezeichnet, da man anhand einer 1 cm dicken Knochenschicht ins Innere der Knochen schauen kann. Diese Untersuchung wird an der Speiche in der Nähe des Handgelenks sowie am Schienbein in der Nähe des Sprunggelenks durchgeführt, um belasteten und nicht belasteten Knochen untersuchen zu können. Untersucht wird dabei der spongiöse Knochen im Inneren sowie die umgebende Kompakta. So lassen sich wichtige Parameter wie die Trabekeldicke, -anzahl und -abstand oder die kortikale Dicke und Porosität bestimmen.

Knochenbiopsie (Beckenkammbiopsie)

Eine Knochenbiopsie kann in Vollnarkose oder unter lokaler Betäubung erfolgen. Während bei einem Vorgehen in Vollnarkose ein Knochenzylinder mit einem Durchmesser von ca. 8 mm aus dem vorderen Beckenkamm entnommen wird, kommt bei dem Verfahren in lokaler Betäubung eine ca. 3 mm dicke Hohlnadel zur Anwendung. Die Entnahme erfolgt hier meist aus dem hinteren Beckenkamm.
Die Knochenbiopsie ist weiterhin der Goldstandard, wenn es um die Diagnostik einer Mineralisationsstörung geht, da sich der nicht mineralisierte Knochen, das Osteoid, der Darstellung durch radiologische Verfahren entzieht. Außerdem können Trabekel vermessen und Knochenzellen wie Osteoblasten und Osteoklasten mikroskopisch untersucht werden. Darüber hinaus kann das Knochenmark begutachtet werden und dadurch zum Beispiel hämatologische Erkrankungen wie Blutkrebs (Leukämie) diagnostiziert werden. Bei unklaren Knochenläsionen werden die Proben direkt aus den auffälligen Skelettabschnitten entnommen, was je nach Lokalisation mehr oder weniger aufwendig sein kann.

Sonografie (Ultraschall)

Kann man Knochen per Ultraschall und damit ganz ohne Strahlung darstellen? Ja, das geht! Inzwischen kommt die Sonografie vor allem bei Kindern zur Anwendung, um Frakturen zu erkennen, und kann daher bei manchen Verletzungen die Röntgenaufnahmen bereits komplett ersetzen.
Die Messung der Knochendichte mittels Ultraschall – zum Beispiel an der Ferse – ist leider wenig verlässlich, weil die Messungen individuell stark schwanken. Außerdem richten sich die klinischen Leitlinien nur nach der sehr gut etablierten Knochendichtemessung in DXA-Technologie.
Aktuell sind aber neue Ultraschallverfahren in der Entwicklung, die zum Beispiel am Schienbein die Porosität der Kortikalis bestimmen und so das Frakturrisiko ermitteln.

WUSSTEN SIE SCHON, DASS ...

- ... wir bei unserer Geburt mehr als 300 Knochen haben? Weil aber einige davon in der Kindheit zusammenwachsen, haben Erwachsene nur noch ca. 206 Knochen. Die genaue Zahl ist individuell verschieden und hängt auch von der Zählweise ab.
- ... Knochenbrüche bei Kindern im Wachstum – anders als bei Erwachsenen – nicht vollständig korrigiert werden müssen? Das wachsende Skelett kann nämlich Fehlstellungen noch von selbst ausbessern. Je jünger die Kinder sind, umso größer ist das Korrekturpotenzial der Knochen und umso mehr Fehlstellung kann toleriert werden.
- ... der Oberschenkelknochen unser größter Knochen ist? Der kleinste ist im Ohr zu finden, der sogenannte Steigbügel. Er misst nur rund drei Millimeter und überträgt gemeinsam mit Hammer und Amboss im Mittelohr die Schwingungen vom Trommelfell ans Innenohr.

WARNZEICHEN FÜR EINE KNOCHENERKRANKUNG

Wie Sie sich wahrscheinlich nach dem doch recht ausführlichen Ausflug in die Welt der Knochenerkrankungen denken können, gibt es selten eindeutige Warnzeichen. Grundsätzlich sollten Sie sich also immer die Frage stellen, ob Sie zu einer Risikogruppe gehören, und stets ein wachsames Auge auf den eigenen Körper haben.

Sind Sie zum Beispiel chronisch krank? Nehmen Sie regelmäßig Medikamente ein? Sind oder waren Sie länger bettlägerig, immobil, auf einen Rollstuhl angewiesen? Haben Sie ein Alter erreicht, in dem das natürliche Risiko zum Beispiel für Osteoporose erhöht ist? Haben Sie bereits eine Abnahme Ihrer Körpergröße bemerkt? Oder haben Sie bereits Frakturen erlitten?

Natürlich sind Frakturen, die ohne adäquaten Unfall entstehen, ein besonderes Warnsignal, jedoch sind wir dann in der Regel bereits an einem weit fortgeschrittenen Punkt einer Knochenerkrankung angekommen. Aber auch in einem solchen Fall kann man immer noch viel tun! Am sinnvollsten und effektivsten ist natürlich die Prävention, das heißt ein gesunder, aktiver Lebensstil. Aber natürlich kann man, auch wenn man alle Empfehlungen für eine gute Knochengesundheit sein Leben lang beherzigt hat, an einer Knochenerkrankung wie der Osteoporose erkranken. Dann ist die rechtzeitige Diagnose der Schlüssel zu einem möglichst günstigen Verlauf beziehungsweise zu einer erfolgreichen Therapie.

Wann zum Arzt?

Wenn Sie also zu einer der erwähnten Risikogruppen gehören (s.o.), sollten Sie sich aktiv um Ihre Knochengesundheit bemühen. Grundsätzlich ist eine Vorsorgeuntersuchung im Rahmen einer Knochendichtemessung nach der DEXA-Methode für Frauen und Männer ab einem Alter von 70 Jahren empfohlen (siehe Seite 73 ff.). Darüber hinaus sollte jeder Knochenbruch nach dem 50. Lebensjahr Anlass dazu sein, die Knochendichte

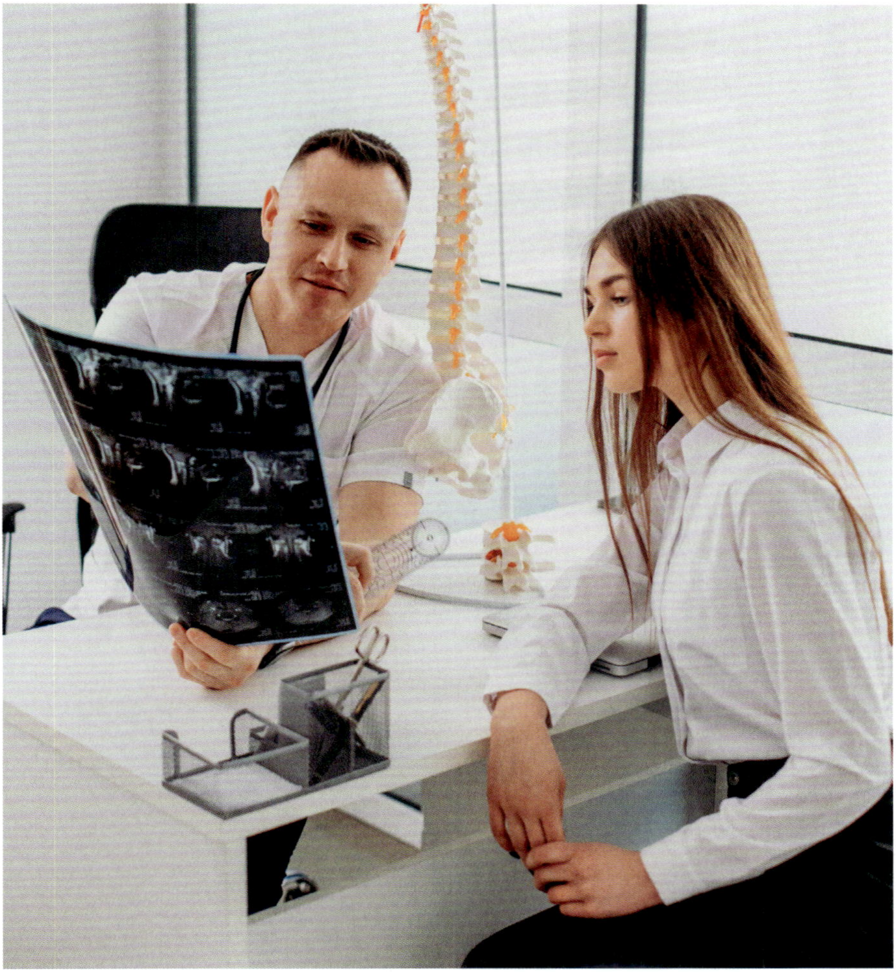

bestimmen zu lassen. Bei ungewöhnlichen/inadäquaten Frakturen oder Risikokonstellationen auch vor diesem Alter. Bei rechtzeitiger Diagnose und individueller Therapie lässt sich das Risiko für weitere Brüche deutlich senken. Für den Fall, dass Sie sich jetzt schon einmal eine Selbsteinschätzung über die Gesundheit Ihrer Knochen verschaffen möchten, finden Sie auf den folgenden Seiten beispielhaft einen Fragebogen – angelehnt an den Fragebogen des Osteoporose Selbsthilfegruppen Dachverbands e.V.

IHR PERSÖNLICHER TEST ZUR KNOCHENGESUNDHEIT

Bitte beachten Sie die geschlechtsspezifische Differenzierung für Männer und Frauen und beantworten Sie jede Frage mit „Ja" oder „Nein".

Persönliche Daten

Ich bin älter als 60 Jahre.
☐ Ja ☐ Nein

Ich hatte einen Knochenbruch nach dem 50. Lebensjahr.
☐ Ja ☐ Nein

Bei mir wurde bereits eine niedrige Knochendichte gemessen.
☐ Ja ☐ Nein

Familiäre Vorbelastung

Vater oder Mutter hatte Knochenbrüche ohne ersichtlichen Grund.
☐ Ja ☐ Nein

Vater oder Mutter hatte einen Rundrücken.
☐ Ja ☐ Nein

Vater oder Mutter hatte eine diagnostizierte Osteoporose.
☐ Ja ☐ Nein

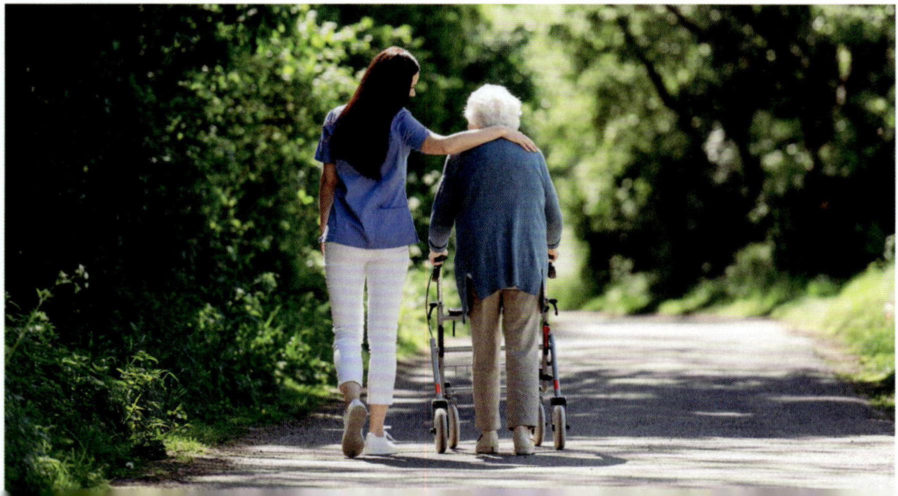

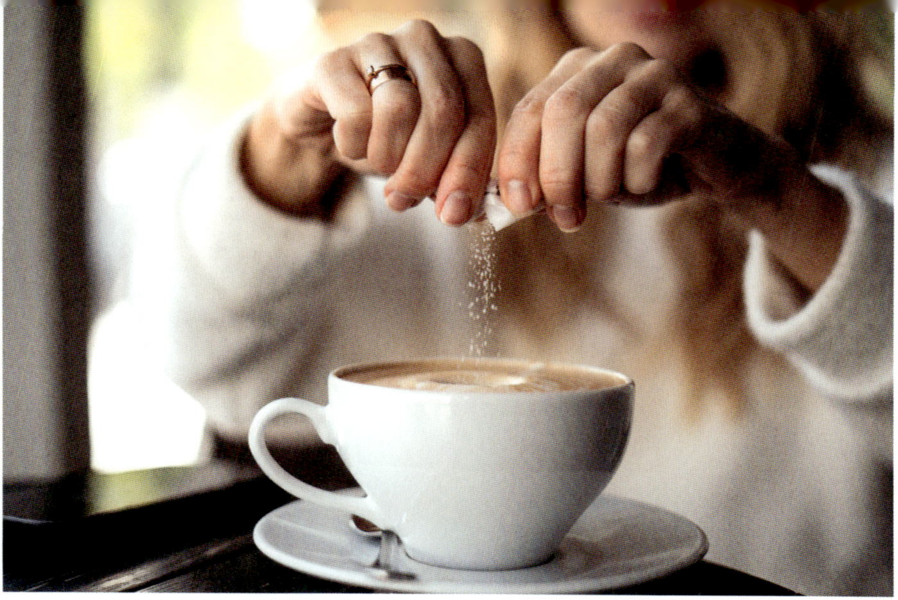

Für Frauen

Meine Wechseljahre begannen vor dem 45. Lebensjahr.
☐ Ja ☐ Nein

Meine Eierstöcke wurden bereits früh operativ entfernt.
☐ Ja ☐ Nein

Für Männer

Bei mir wurde bereits ein niedriger Testosteronspiegel gemessen.
☐ Ja ☐ Nein

Ernährung

Ich esse selten Milch, Käse und Milchprodukte.
☐ Ja ☐ Nein

Ich esse selten frisches grünes Gemüse.
☐ Ja ☐ Nein

Ich esse täglich Fleischgerichte.
☐ Ja ☐ Nein

Ich esse häufig Fast Food oder verpackte Nahrung.
☐ Ja ☐ Nein

Ich verwende häufig und gerne Zucker.
☐ Ja ☐ Nein

Körperliche Verfassung

Ich bin untergewichtig oder habe deutlich an Gewicht verloren.

☐ Ja ☐ Nein

Ich fühle mich schwach und krank.

☐ Ja ☐ Nein

Ich bin sehr schlank.

☐ Ja ☐ Nein

Lebensstil

Ich bin Raucherin/Raucher und rauche täglich eine Schachtel oder mehr.

☐ Ja ☐ Nein

Ich trinke mehr als drei Dosen Cola am Tag.

☐ Ja ☐ Nein

Ich trinke täglich zwei oder mehr alkoholische Getränke.

☐ Ja ☐ Nein

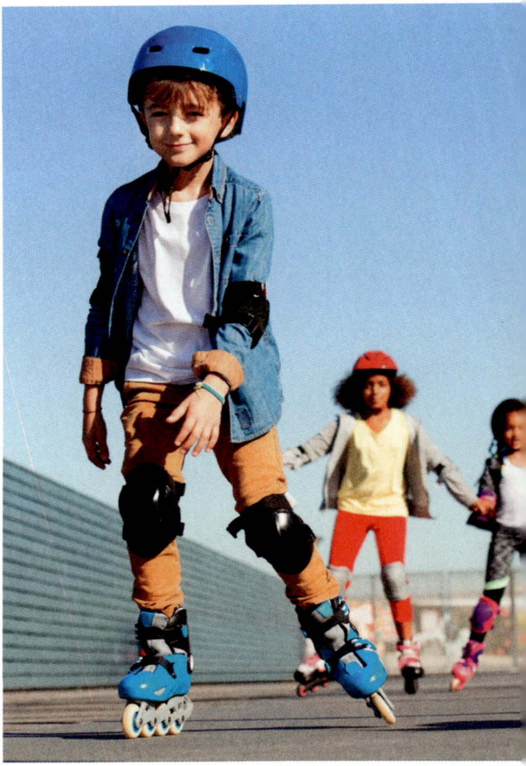

Sport und Bewegung

Ich habe als Kind kaum bis gar keinen Sport getrieben.

☐ Ja ☐ Nein

Ich treibe kaum bis gar keinen Sport.

☐ Ja ☐ Nein

Ich gehe nicht gerne zu Fuß oder spazieren.

☐ Ja ☐ Nein

Erkrankungen und Medikamente

Ich habe eine Überfunktion der Schilddrüse.

☐ Ja ☐ Nein

Ich habe eine Nierenerkrankung.

☐ Ja ☐ Nein

Ich habe eine entzündliche Darmerkrankung.

☐ Ja ☐ Nein

Ich bin Diabetikerin/Diabetiker.

☐ Ja ☐ Nein

Ich nehme länger als sechs Monate Magensäureblocker, Kortison, Marcumar® oder Heparin.

☐ Ja ☐ Nein

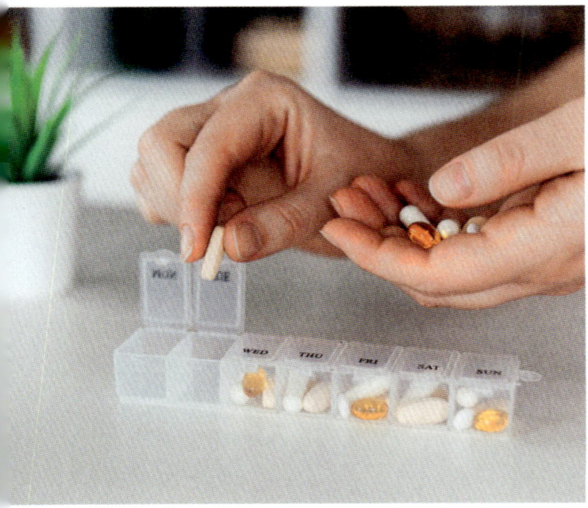

Auswertung:

Zählen Sie Ihre Ja-Antworten zusammen.

Haben Sie fünfmal mit „Ja" geantwortet, sollten Sie mit Ihrer Ärztin oder Ihrem Arzt über das Thema Knochengesundheit sprechen und sich ausführlich über Präventionsmaßnahmen informieren.

Haben Sie bei acht oder mehr Fragen mit „Ja" geantwortet, besteht ein hohes Risiko, dass Sie bereits an einer Knochenerkrankung (wie zum Beispiel Osteoporose) leiden, auch wenn Sie noch keine Symptome wahrnehmen. Besprechen Sie dies am besten zeitnah mit Ihrer Ärztin oder Ihrem Arzt und erwägen Sie eine Knochendichtemessung.

Angelehnt an den Fragebogen des Osteoporose Selbsthilfegruppen Dachverbands e.V. (www.osd-ev.org/osteoporose/osteoporose-test).

Tipp:

Mehr zum Thema Osteoporose finden Sie auch im Internet in der aktuellen Patientenleitlinie Osteoporose des DVO (1. Auflage 2025).

ERNÄHRUNG

Mithilfe der richtigen Ernährung die entscheidenden Weichen für eine Verbesserung der eigenen Knochengesundheit stellen? Das können wir alle mehrmals täglich! In diesem Kapitel erfahren Sie, worauf Sie achten sollten.

GESUND ESSEN FÜR GESUNDE KNOCHEN

Für gesunde Knochen sind Eiweiße (Proteine), Kalzium und Vitamin D unverzichtbar. Aber auch die Vitamine B12, C und K sowie Zink, Magnesium und Folsäure tragen zur Knochengesundheit bei. Entscheidend ist eine abwechslungsreiche, überwiegend pflanzenbasierte Ernährung.

Die Knochen bestehen hauptsächlich aus einer anorganischen Grundsubstanz, dem Hydroxylapatit, welches aus Kalzium- und Phosphatkristallen gebildet wird. Sie sorgen dafür, dass unsere Knochen fest und stabil sind. Die notwendige Elastizität erhalten unsere Knochen hingegen durch organische Substanzen wie das Eiweiß Kollagen. Diese Eiweißstränge sind – wie die Stahlstreben im Stahlbeton – in den Knochen eingebaut und von den anorganischen Kristallstrukturen umgeben. Hier zeigt sich wieder, dass der Knochen sehr komplex aufgebaut ist und viele verschiedene Prozesse erforderlich sind, um einen gesunden Knochen zu formen. Entsprechend viel Unterstützung wird bei den verschiedenen Vorgängen benötigt. Wichtige Co-Faktoren bei der Knochensynthese sind zum Beispiel Magnesium, Zink und Kupfer sowie die Vitamine D, K, C, B6, B12 sowie Folsäure. Und natürlich sind Eiweiße – bestehend aus verschiedenen Aminosäuren – und Hormone nötig, damit unser Knochenstoffwechsel reibungslos funktionieren kann. Es lohnt sich also, sich die wichtigsten Kandidaten unter den Knochennährstoffen einmal genauer anzusehen.

Bevor wir nun aber in die Welt der Vitamine, Spurenelemente und Mineralstoffe eintauchen, muss betont werden, dass eine knochenbewusste Ernährung nicht bedeutet, dass Sie dafür diverse Nahrungsergänzungsmittel in Ihren Speiseplan aufnehmen müssen. Ganz im Gegenteil! Grundsätzlich liefert eine ausgewogene, hauptsächlich vegetarische und frische Ernährung in aller Regel alle benötigten Bausteine für eine gute Knochengesundheit. Es lohnt sich allerdings, einmal zu überprüfen, ob man täglich eine ausreichende Menge an Eiweißen (Proteinen) und Kalzium zu sich nimmt. Darüber hinaus bildet das Vitamin D eine Ausnahme, das nicht in ausreichendem Umfang in der Nahrung enthalten ist und in der Regel auch über die Sonneneinstrahlung auf der Haut nicht genügend gebildet werden kann, sodass eine Supplementierung in aller Regel empfehlenswert ist.

Die drei Grundpfeiler für eine knochenbewusste Ernährung

Vitamin D

Das Vitamin, welches unser Körper vor allem über die Haut mithilfe von Sonnenstrahlen selbst herstellt, ist in unseren Lebensmitteln kaum vorhanden. Die empfohlene Mindestaufnahme liegt bei 800 bis 1000 IE (Internationale Einheiten) täglich. Studien aus Deutschland zeigen aber, dass wir weniger als 100 IE täglich mit der Nahrung aufnehmen. Die Differenz müsste entsprechend durch die Synthese in der Haut bereitgestellt werden. Der Weg an die frische Luft ist also – aus verschiedenen Gründen – tatsächlich unumgänglich!

Das Problem ist allerdings: Durch unseren modernen, zivilisierten Lebenswandel schaffen wir es in der Regel nicht, die Mindestmenge an Vitamin D täglich zu bilden, da wir uns überwiegend in geschlossenen Räumen aufhalten und auch im Sommer im Freien meist bekleidet sind. Dazu kommt der empfohlene Hautkrebsschutz in Form von Sonnencreme, der natürlich absolut notwendig ist, wenn unsere Haut der Sonne ausgesetzt ist, der aber leider ebenfalls die Bildung von Vitamin D über die Haut verhindert. Eine Supplementierung von Vitamin D ist daher erwiesenermaßen für die meisten Menschen tatsächlich empfehlenswert. Denn ohne Vitamin D kann das für unsere Knochen wichtige Kalzium nicht vollständig aus dem Darm absorbiert und in den Knochen eingebaut werden. Wichtig ist hierbei zu beachten: Vitamin D wird gemeinsam mit dem Fett der Nahrung aufgenommen – daher Vitamin D bitte nicht auf nüchternen Magen, sondern während des Essens einnehmen!

Und auch wenn wir Vitamin D nur in sehr kleinen Teilen über Lebensmittel aufnehmen können, möchte ich Ihnen die wenigen Quellen, die es gibt, nicht vorenthalten: Als gute Quelle dienen zum Beispiel fette Seefische wie Hering, Makrele und Lachs, aber auch Eigelb, Speisepilze und mit Vitamin D angereicherte Lebensmittel wie Margarine liefern uns den Kalziumpartner zumindest in kleinen Mengen.

Kalzium

Kalzium ist mengenmäßig der Mineralstoff, der am meisten in unserem Körper verbaut wird. Dabei benötigen wir Kalzium nicht nur für unsere Knochen, in denen etwa 98 Prozent des Kalziums gespeichert sind, sondern ebenfalls, um unsere Muskeln nutzen zu können. Kalzium sorgt dafür, dass unser Blutdruck nicht aus dem Ruder gerät, dass Ner-

WUSSTEN SIE, DASS VITAMIN D GAR KEIN „ECHTES" VITAMIN IST?

Vitamine sind nämlich Stoffe, die wir selbst nicht bilden können, aber zum Leben brauchen (daher der Name). Vitamin D können wir aber durch Sonneneinstrahlung bilden, es ist also eher ein Prohormon, also eine Hormonvorstufe und kein Vitamin.

ven- und Hormonsystem funktionieren und unser Bindegewebe stabil bleibt. Aus diesen Gründen kontrolliert unser Körper auch stets präzise die Menge an Kalzium in unseren Zellen und im Blut. Wenn irgendwo Kalzium gebraucht wird, verschiebt er es nach Bedarf aus den Knochen ins Blut, um einen konstanten Kalziumspiegel aufrechtzuerhalten. Eine kalziumreiche Ernährung ist damit essenziell. Denn fehlt das Kalzium in der Nahrung muss es aus den Knochen bereitgestellt werden, was immer mit einem Knochenabbau verbunden ist (Näheres dazu im Kapitel „Welche Rolle spielen die Hormone?" ab der Seite 26).

Empfohlen wird für Erwachsene eine Kalziumzufuhr von 1000 mg pro Tag, wobei der Bedarf von Heranwachsenden mit 1200 mg pro Tag noch höher liegt. Erreicht wird diese Menge mit einem täglichen Mix aus tierischen Kalziumquellen, also Produkten aus fermentierter Milch wie zum Beispiel Joghurt oder Käse, und aus pflanzlichen Kalziumlieferanten wie Leinsamen, Nüssen, Rucola, Grünkohl oder Kichererbsen. Aber auch allein durch den Verzehr von kalziumhaltigem Mineralwasser können Sie bereits Ihren Tagesbedarf decken – vorausgesetzt, Sie trinken die empfohlene Tagesmenge von etwa zwei Litern.
Eine zusätzliche Kalziumsubstitution ist bei kalziumreicher Ernährung also nicht generell empfohlen. Unter bestimmten Voraussetzungen, zum Beispiel bei Erkrankungen des Magen-Darm-Traktes, bei kalziumarmer Ernährung oder bestimmten Osteoporose-Therapien, kann eine zusätzliche Kalziumgabe aber erforderlich sein. Dann sind niedrig dosierte Kalziumzitratpräparate empfehlenswert.

Proteine

Das Kollagengerüst unserer Knochen besteht aus komplexen Eiweißen, dessen Bestandteile wir über unsere Nahrung aufnehmen. Gebildet werden die benötigten Eiweiße aus Aminosäuren, von denen neun für uns besonders wichtig sind, da der Körper sie nicht selbst bilden kann – sie werden entsprechend als essenzielle Aminosäuren bezeichnet. Diese neun essenziellen Aminosäuren kommen grundsätzlich in allen pflanzlichen und tierischen Eiweißträgern vor. Allerdings sollten, wie bereits erwähnt, die pflanzlichen Eiweißquellen in unserer Ernährung überwiegen. Reich an Aminosäuren sind zum Beispiel Hülsenfrüchte, Ei und Milchprodukte, aber auch Fisch und Geflügel. Auch wenn Proteine aus tierischen Quellen mengenmäßig mehr Aminosäuren zu bieten haben, eine höhere Wertigkeit aufweisen und dazu unserem eigenen Körpereiweiß eher ähneln, sind Proteine aus pflanzlichen Quellen dennoch gesünder. Sie liefern nämlich zusätzlich viele darmaktivierende Ballaststoffe und zellschützende sekundäre Pflanzenstoffe sowie andere Mineralien und Vitamine.

Für die Dosierung der Proteine kann man sich als Faustregel merken, dass der Körper bei Normalgewicht jeden Tag rund 1 g Eiweiß pro Kilogramm Körpergewicht braucht, wobei bestimmte Lebensumstände den Proteinbedarf verändern können: So benötigen ältere und kranke Menschen sowie Schwangere und Leistungssportlerinnen und Leistungssportler mit etwa 1,2 bis 1,5 g Eiweiß pro Kilogramm Körpergewicht mehr Proteine, während Menschen mit Übergewicht die Zufuhr besser auf etwa 0,8 g Eiweiß pro Kilogramm Körpergewicht reduzieren sollten, da Proteine auch eine Energiequelle sind und bei Überangebot in Fett umgewandelt und eingelagert werden.

Und damit haben wir die drei Grundpfeiler für eine knochenbewusste Ernährung auch bereits zusammengefasst: Proteine, Kalzium und Vitamin D sind ausschlaggebend für Ihre Knochengesundheit und sollten daher täglich in ausreichender Menge zugeführt werden. Es ist also tatsächlicher einfacher, als man vielleicht vermuten mag! Der Vollständigkeit halber kommen wir nun aber natürlich auch noch zu den Spurenelementen, Mineralstoffen und Vitaminen, die ebenfalls unsere Knochengesundheit unterstützen, mit denen wir aber in der Regel automatisch gut versorgt sind, wenn wir bewusst auf eine ausgewogene Ernährung achten.

Diese Mikronährstoffe unterstützen zusätzlich

Folsäure (Vitamin B9) und Vitamin B12

Beide Vitamine sind aktiv an der Blutbildung beteiligt, die ja, wie Sie bereits wissen, in unseren Knochen stattfindet. Beide Vitamine sind außerdem für alle Wachstumsprozesse, die Zellteilung und für eine Reihe anderer Stoffwechselvorgängen erforderlich. Spinat, Tomaten, Hülsenfrüchte und Weizenkleie liefern

Folsäure, während Vitamin B12 über tierische Lebensmittel wie Fleisch, Fisch, Eier und Milchprodukte vom Körper aufgenommen wird. Bei bestimmten Erkrankungen, so auch bei Knochenerkrankungen, sollten die Spiegel von Folsäure und Vitamin B12 überprüft werden, um einen Mangel auszuschließen beziehungsweise die Vitamine zu substituieren, wenn ein Mangel vorliegt. Folsäure wird darüber hinaus schon bei Kinderwunsch und in der Schwangerschaft empfohlen.

Magnesium

Magnesium ist vor allem für seine Funktion in unseren Muskeln bekannt. Denn unsere Muskeln benötigen Magnesium, um sich nach einer Anspannung wieder entspannen zu können. Ein Magnesiummangel äußert sich daher oft in nächtlichen Wadenkrämpfen, aber zum Beispiel auch in Herzrhythmusstörungen. Rund 60 Prozent der 25 Gramm Magnesium, die wir in unserem Körper tragen, liegen gebunden in den Knochen und Zähnen vor, während nur ca. ein Prozent proteingebunden in unserem Blut zirkuliert. Das restliche Magnesium verteilt sich auf die Muskulatur und das Weichteilgewebe. Unsere Knochen sind allerdings nicht nur Lagerplatz für die Magnesiumreserven. Sie selbst benötigen es ebenfalls als wichtigen Co-Faktor für viele verschiedene Stoffwechselvorgänge. Denn Magnesium unterstützt unter anderem bei Knochenwachstum und Knochenmineralisation. Fehlt es, können wichtige Funktionen nicht mehr erfüllt werden und Krankheiten wie eine Osteoporose können sich verschlimmern. Wertvolle Quellen für eine ausreichende Magnesiumzufuhr über die Nahrung sind beispielsweise Nüsse, Milch- und Vollkornprodukte, im Speziellen Hafer.

Mangan

Mangan scheint für die Knochenmineralisierung und für die Synthese von Bindegewebe im Knorpel und im Knochen notwendig zu sein. Einen Großteil des Mangangehaltes einer typischen Ernährung geht zum Beispiel verloren, wenn Vollkorn durch raffiniertes Mehl ersetzt wird. Daher bei Mehl, Brot, Nudeln oder Reis bevorzugt die Vollkornvariante wählen!

Zink

Nach Eisen ist Zink das Spurenelement, das am zweithäufigsten im Körper vorkommt. Liegt ein Zinkmangel vor, gilt dies als Risikofaktor für die Entwicklung einer Osteoporose, da Zink als wichtiger Co-Faktor für viele Enzyme an so gut wie allen Stoffwechselprozessen beteiligt ist, zur Erhaltung des Knochens beiträgt und die Zellen vor oxidativem Stress schützt. Besonders gut verwerten kann unser Körper Zink aus tierischen Quellen wie zum Beispiel aus Käse.

Kupfer

Fehlt es unserem Körper an Kupfer, kommt es zu einer verminderten Leistungsfähigkeit von bestimmten Enzymen, die für den Knochenstoffwechsel relevant sind. Und auch unsere Osteoblasten, also unsere knochenbildenden Zellen, benötigen Kupfer für ihre Entwicklung (Differenzierung). Landen regelmäßig Sojabohnen, Linsen, Sonnenblumenkerne, Kaffee und Schalentiere auf dem Speiseplan, wird unser Körper gut mit Kupfer versorgt.

Bor

Das Ultraspurenelement spielt eine Rolle bei der Regulierung der Geschlechtshormone Östradiol und Testosteron und es scheint zudem die Wirkung anderer Mikronährstoffe wie Kalzium, Magnesium und Vitamin D zu optimieren. Wer gern Rote Bete, Sellerie, Äpfel, Blattgemüse und Nüsse isst, ist auf der sicheren Seite, wenn es um die ausreichende Versorgung mit Bor geht.

Vitamin B6

Auch Vitamin B6 scheint eine bevorzugte Rolle im Knochenstoffwechsel zu spielen und ist unter anderem wichtig für die Herstellung von Querverbindungen in Kollagenfasern, welche die Festigkeit des Bindegewebes erhöhen. Vitamin B6 ist vor allem enthalten in Leber, Fisch, Hefe, grünen Bohnen, Kartoffeln, Avocado und Bananen.

Vitamin C

Das berühmteste der Vitamine ist natürlich ebenfalls ein wichtiger Faktor bei der Versorgung unserer Knochen. Denn es unterstützt den Knochenaufbau und hemmt den Knochenabbau und ist außerdem am Aufbau von Kollagen und Bindegewebe beteiligt. Zu den besten Vitamin-C-Lieferanten gehören Zitrusfrüchte und Paprikaschoten.

Vitamin K2

Während das Vitamin K1 im Zusammenhang mit unserer Blutgerinnung unverzichtbar ist, spielt das Vitamin K2 im Knochenstoffwechsel eine wichtige Rolle. Hier wird es für die Synthese von Osteocalcin benötigt, einem Protein, das ausschließlich und in großen Mengen im Knochen gefunden wird und wichtig für die Bildung, den Umbau und die Reparatur des Knochens ist. Vitamin K2 wird auch eine Rolle in der Regulierung der Mineralisation zugesprochen, wobei ausreichend hohe Vitamin-K2-Spiegel die Mineralisation der Knochen fördern und die ungewollte Gefäß-/Gewebeverkalkung reduzieren sollen. Die besten Vitamin-K2-Lieferanten sind fermentierte Sojabohnen (jap. Nattō), Hartkäse, Brie, aber auch Ei und Butter. Vitamin K2 kann außerdem von unseren Darmbakterien selbst gebildet werden. Eine Substitution wird in der Gesamtschau aktuell chronisch Kranken und Hochbetagten empfohlen.

Kalium

Der wichtige Mineralstoff steht noch gar nicht so lange im Fokus der Knochengesundheit, ist aber ebenfalls ein wichtiger Mitspieler, weil er eine erhöhte Ausscheidung von Kalzium über den Urin bremst und dabei hilft, den Säure-Basen-Haushalt im Gleichgewicht zu halten. Einige Gemüse- und Obstarten wie zum Beispiel Aprikosen, Bananen, Karotten, Kohlrabi, Avocado und Tomaten sind besonders kaliumreich, wobei der Kaliumgehalt bei Tomatenmark oder in Trockenobst besonders hoch ist. Aber auch Haselnüsse, Cashewkerne, Erdnüsse und Mandeln sowie Bitterschokolade und Vollkornmehl haben einen hohen Kaliumgehalt.

Der Säure-Basen-Haushalt

Damit unser Stoffwechsel reibungslos funktioniert, ist es wichtig, dass das Verhältnis von Säuren zu Basen stimmt. Alle Körperflüssigkeiten bestehen nämlich u.a. aus einem Säure-Basen-Gemisch, dessen Säuregrad variiert. Wie sauer oder basisch eine Flüssigkeit ist, kann mit dem sogenannten pH-Wert bestimmt werden. Dessen Skala bewegt sich zwischen Werten von 0 und 14, wobei der pH-Wert von 7 eine ausgeglichene Lösung beschreibt, während Lösungen mit einem pH-Wert unter 7 sauer und über 7 basisch sind. In diesen Flüssigkeiten überwiegt also der Anteil der Säuren (bei pH kleiner 7) oder der Anteil der Basen (bei pH größer als 7). So hat unsere Magensäure zum Beispiel einen pH-Wert von 1 bis 1,5, ist also sehr sauer, während unser Blut in der Regel einen pH-Wert von 7,4 aufweist und somit leicht basisch ist.

Damit jede Körperflüssigkeit den für sie richtigen pH-Wert aufrechterhalten kann, hat unser Körper verschiedene Puffersysteme eingerichtet. So können überschüssige Säuren zum Beispiel über die Nieren mit dem Urin ausgeschieden werden. Ist der Haushalt dann wieder ausgeglichen, können diese Puffersysteme regenerieren und stehen erneut zur Verfügung. Führen wir dem Körper allerdings durch unsere Ernährung ständig zu viele Säuren zu, können sich die Puffersysteme nicht erholen und erschöpfen sich, sodass der Körper dauerhaft übersäuert. Dies passiert zum Beispiel durch zu viel Alkohol, Zigaretten oder eine ungesunde Ernährung wie übermäßigen Verzehr von Pizza, Wurst, Kuchen und Süßigkeiten, aber auch durch Stress und schlechten Schlaf. Da für die verschiedenen Puffersysteme Kalzium und Phosphat eine zentrale Rolle spielen und diese, wie wir wissen, vor allem im Knochen gebunden sind, können sich lang anhaltende Verschiebungen im Säure-Basen-Haushalt auch negativ auf unsere Knochen auswirken.

Anders, als vielleicht vermutet, sind es aber nicht unbedingt sauer schmeckende Lebensmittel wie Zitronen, die unseren Körper sauer werden lassen, sondern vielmehr andere Lebensmittel, die man nicht sofort verdächtigen würde. Zu den Top-Kandidaten aus der Säurefraktion zählen zum Beispiel Fleisch, Wurst, Käse, Brot, Nudeln und Getreideprodukte sowie Limonaden. Zitronen dagegen wirken im Körper basenbildend. Sie sehen, es ist unmöglich, vom Geschmack eines Lebensmittels darauf zu schließen, wie es verstoffwechselt wird. Daher finden Sie hier einen kurzen Überblick:

Basische Lebensmittel	Gemüse und Salate	Fast alle Sorten, auch Kartoffeln und Süßkartoffeln, frische und getrocknete Kräuter, Keimlinge und Pilze
	Obst und Nüsse	Alle Sorten, auch ungeschwefeltes Trockenobst, Nüsse: Macadamia, Mandeln, Paranüsse, Pistazie, Walnüsse, Zedernüsse
Neutrale Lebensmittel	Öle	Alle kalt gepressten Öle wie Olivenöl, Walnussöl, Kürbiskernöl, Leinöl
Gute Säurebildner	Getreide und Hülsenfrüchte	Produkte aus Vollkorngetreide (z.B. Nudeln, Brot), Vollkornreis, Erbsen, Kichererbsen, Linsen, Lupinen, Sojabohnen
Schlechte Säurebildner	Tierisches Eiweiß	Alle Produkte aus tierischem Eiweiß wie Fisch, Fleisch, Käse, Milchprodukte, Eier
	Getränke und Süßes	Alkohol, Softgetränke (z.B. Cola, Limonade), Kaffee, Kuchen und Torten aus Weißmehl, süße Teilchen, Eis, Bonbons

Omega-3-Fettsäuren

Omega-3-Fettsäuren wirken sich gleich mehrfach positiv auf unseren Bewegungsapparat aus. Ihnen wird nachgesagt, dass sie die Aufnahme von Kalzium aus dem Darm und dessen Einbau in die Knochen unterstützen sollen.

Zusätzlich sollen Omega-3-Fettsäuren den Stoffwechsel der Osteoblasten sowie den Aufbau von Kollagen fördern und entzündungshemmend wirken. Beste Quellen für Omega-3-Fettsäuren sind Algenöle, Pflanzenöle wie zum Beispiel Leinöl oder Walnussöl, sowie Nüsse, Samen und Soja.

Neben den Omega-3-Fettsäuren können aber auch weitere Lebensmittel und Gewürze dafür sorgen, dass Entzündungsprozesse im Körper gehemmt werden und somit unser Bewegungsapparat unterstützt wird. Dazu gehören unter anderem Kurkuma, Ingwer, Fenchel, Olivenöl, Knoblauch und Zwiebelgewächse, Blaubeeren und andere

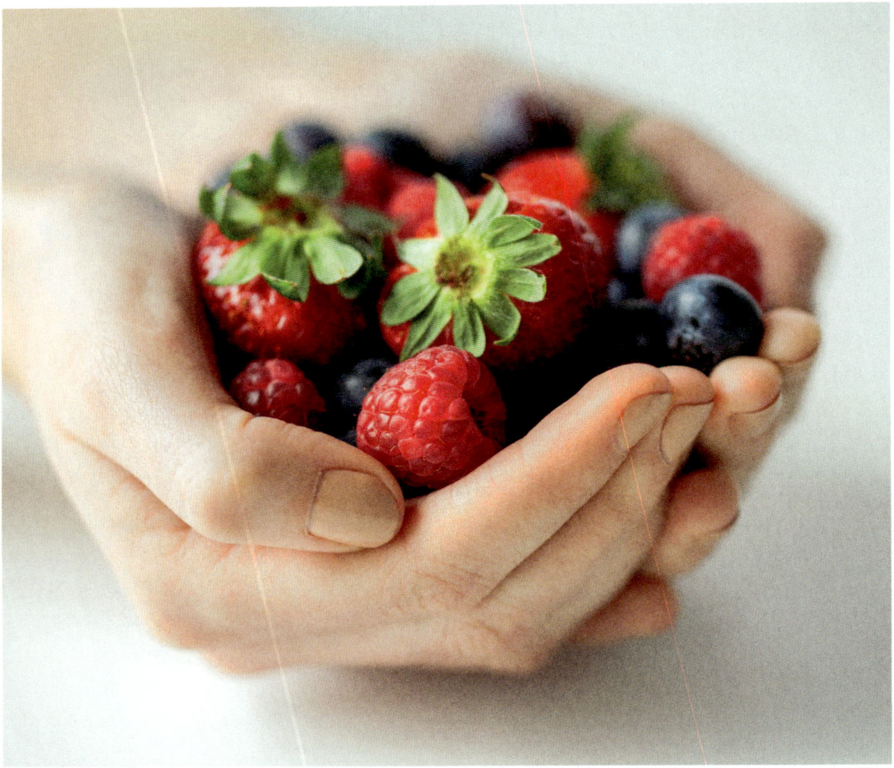

dunkle Beeren, grünes Blattgemüse wie zum Beispiel Rucola oder Kresse, Radieschen und Meerrettich, Sauerkraut, Kefir und Joghurt und fette Seefische wie Lachs, Makrele und Hering. Sie sehen, es gibt eine bunte Vielzahl an Lebensmitteln, über die sich Ihr Bewegungsapparat freut!

Die knochenbewusste Ernährung in der Praxis

Vielen Menschen fällt vor allem der Verzicht auf Fleisch schwer, besonders wenn es sich um verarbeitete Wurstwaren handelt. Der erste Schritt in die richtige Richtung ist jedoch, den Fleisch- und Wurstkonsum einzuschränken und Abstand von Fertiggerichten zu nehmen. Setzen Sie dafür lieber vermehrt auf Hülsenfrüchte. Denn kein anderes pflanzliches Lebensmittel enthält so viel Eiweiß wie Bohnen, Erbsen, Linsen, Kichererbsen, Sojabohnen oder Lupinenbohnen. Hülsenfrüchte sind außerdem reich an Ballaststoffen und sekundären Pflanzenstoffen.

Die zweite Säule für eine knochengesunde Ernährung bilden Gemüse, Kräuter und Pilze. Auch hier sind die Vorteile schier unendlich, denn Gemüse ist reich an darmgesunden Ballaststoffen, Vitaminen und Mineralstoffen sowie sekundären Pflanzenstoffen. Empfohlen werden deshalb auch etwa 700 bis 800 Gramm Gemüse pro Tag. Beim Obst verhält es sich hingegen etwas anders. Das Loblied auf Obst, das viele von uns aus Kindheitstagen noch in den Ohren haben, hat sich mittlerweile aufgrund des hohen Fruchzuckergehalts in einigen Sorten deutlich verändert. Gönnen Sie sich dennoch gerne zwei kleinere Portionen Obst pro Tag. Denn richtig ist natürlich weiterhin, dass Obst wertvolle Pflanzenfasern und Vitamine liefert. Und wenn Sie Lust auf etwas Süßes haben, greifen Sie natürlich viel lieber zu Obst als zu industriell verarbeiteten Süßigkeiten aus Einfachzucker.

Um den Bedarf an Eiweißen (Proteinen) in unserer Ernährung zu decken, sind Milch und Milchprodukte eine wertvolle Ergänzung, denn Milch enthält neben Eiweiß auch viele Vitamine wie zum Beispiel Vitamin A, D, E und K sowie einige B-Vitamine und wichtige Mineralstoffe wie Kalzium und Phosphat. Aber ein ausufernder Milchkonsum ist auch den Knochen zuliebe nicht zu empfehlen.

Der Milchzucker, die Laktose, wirkt sich nämlich ebenso wie der Fruchtzucker, die Fruktose, negativ auf den Blutzucker aus. Und wie bei jeder tierischen Nahrungsquelle kann ein übermäßiger Konsum zur Übersäuerung beitragen. Dies gilt aber nicht – oder viel weniger – für verarbeitete Milchprodukte. Besonders länger gereifte Käsesorten enthalten kaum Milchzucker, dafür jedoch viele gesunde Inhaltsstoffe. Dies trifft auch auf Sauermilchprodukte wie beispielsweise Quark, Skyr oder Kefir zu – sie

sind besonders gute Kalziumlieferanten und damit besonders wertvoll für unsere Knochen.
Ergänzt wird die knochenbewusste Ernährung durch Getreide und Getreideprodukte, die als Sattmacher fungieren. Wichtig hier: Greifen Sie am besten zu Vollkornprodukten, denn diese liefern mit ihren langkettigen Kohlenhydraten die Energie, die wir für unseren Alltag benötigen. Dazu kommen unzählige Ballaststoffe, Vitamine und Mineralstoffe, die essenziell für unseren Körper sind.
Zusammenfassend lässt sich sagen, dass eine (überwiegend) vegetarische Ernährung klar zu bevorzugen ist, wobei diese Ernährung gern gelegentlich durch Fisch- oder Fleischprodukte bereichert werden kann.
Fleisch enthält zwar alle lebensnotwendigen Eiweißbausteine, die unser Körper nicht selbst bilden kann, in einer Menge und Form, die wir besonders gut aufnehmen können, jedoch auch viele gesättigte Fettsäuren und – aufgrund der Verarbeitung – Salze, die das Risiko für Herz-Kreislauf-Erkrankungen erhöhen können. Da Fleisch aber außerdem Eisen für die Blutbildung sowie Zink für die Immunabwehr und B-Vitamine liefert, muss es nicht komplett vom Speiseplan verschwinden. Pro Woche werden für einen Erwachsenen etwa 200 Gramm empfohlen. Das wäre also der berühmte Sonntagsbraten, der allerdings am besten aus sogenanntem weißem Fleisch, also magerem Hähnchen- oder Putenfleisch, bestehen sollte.
Auch beim Fisch müssen wir trotz vieler guter Inhaltsstoffe ein paar Abstriche machen. Denn auch wenn sie wertvolles Protein, Selen und Vitamin D liefern, sind Fischwaren, die industriell verarbeitet wurden oder aus Fischfarmen stammen, häufig belastet oder enthalten ungesunde Zusatzstoffe. Daher gilt: Achten Sie beim Einkauf auf Fisch aus anerkannt nachhaltiger, bestandserhaltender und umweltschonender Fischerei. Denn gerade Seefisch ist eine wichtige Quelle für Jod und die fettreichen Sorten wie Hering, Makrele und Lachs versorgen uns darüber hinaus mit wertvollen ungesättigten Omega-3-Fettsäuren. Empfehlenswert sind – wie beim Fleisch – ein bis zwei Fischmahlzeiten pro Woche, mit je etwa 80 bis 150 Gramm.
Eier sind – vor allem wenn es um den Sonntagsbrunch geht – ein Lieblingsnahrungsmittel vieler Menschen. Und Eier sind eine unschätzbare Quelle zur Deckung unseres Eiweißbedarfs, denn sie weisen unumstritten die beste Bioverfügbarkeit auf. Das heißt, dass rund 90 Prozent der Proteine in einem gekochten Ei direkt für unseren Körper verwertbar sind – ein Spitzenwert!

Grundsätzlich gilt, dass wir beim Einkauf von allen tierischen Produkten nicht nur an uns selbst, sondern auch an

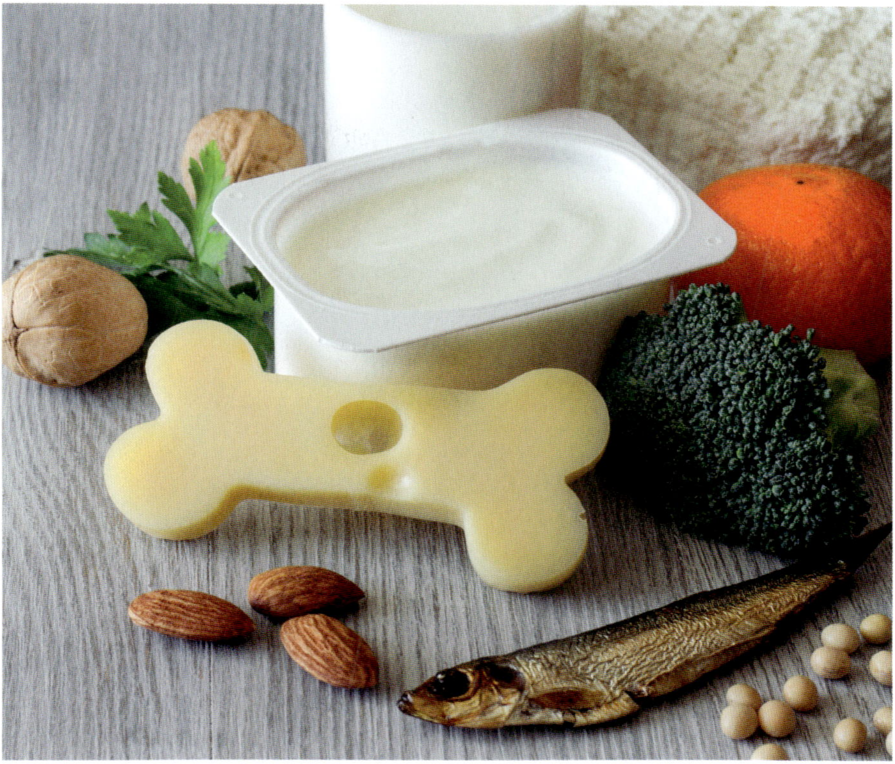

das Tierwohl, die Haltungsbedingungen und die Umwelt denken sollten. Da wir den Verbrauch von tierischen Produkten ohnehin reduzieren sollten, können wir folglich auch höherpreisige, aber dafür hochwertige Produkte aus entsprechender Haltung kaufen.

Eine streng vegane Ernährung gilt jedoch weiterhin als Mangelernährung und ist auch aus Knochensicht nicht zu empfehlen. Dies gilt ebenso für den Fall, dass diverse Supplemente zugeführt werden, um erwartbare Mangelzustände zu vermeiden.
Wichtig zu betonen ist an dieser Stelle noch einmal, dass wir zwar Mangelzustände ausgleichen beziehungsweise durch eine gesunde Ernährung vermeiden wollen, dass aber eine Überversorgung oder Überdosierung mit Vitaminen oder Spurenelementen nicht empfohlen ist und sogar schädlich sein kann. Mehr ist hier also nicht immer besser!

SPORT UND BEWEGUNG

Unsere Knochen brauchen die richtige Belastung, um stark und gesund zu werden oder zu bleiben – das haben Sie in den vorhergehenden Kapiteln bereits erfahren. Machen Sie die Bewegung und den Sport also zu einem festen Bestandteil Ihres Lebens, auf den Sie schon bald nicht mehr verzichten wollen. Tipps für den Weg dahin finden Sie im folgenden Kapitel.

STARKE KNOCHEN DANK BELASTUNG

Wir möchten alle nur das Beste für unsere Gesundheit – aber nach Feierabend noch eine Runde auf die Turnmatte, das ist uns dann doch zu viel Aufwand. Dabei reichen bereits zwei Stunden abwechslungsreiches (Kraft-)Training pro Woche aus, um die Knochengesundheit zu verbessern.

Bewegung und Belastung sind wesentliche Eckpfeiler des menschlichen Lebens. Denn regelmäßige Bewegung hat nachweislich einen positiven Effekt auf den gesamten Körper und die Psyche. Außerdem wissen wir heute ebenfalls, dass es bei einer Immobilisation, wie zum Beispiel bei einer längeren Bettruhe im Zusammenhang mit einer Erkrankung, in kurzer Zeit zu einem deutlichen Verlust an Muskelkraft und auch an Knochendichte kommt, weil die nötigen Belastungsreize fehlen. Es ist also eine Tatsache, dass Bewegung einen besonders hohen Stellenwert auch hinsichtlich der Knochengesundheit hat. Und zwar sowohl präventiv als auch therapeutisch, um die Abbauprozesse zu verlangsamen. Andererseits ist ebenfalls nachgewiesen, dass sich körperliche Überbelastung negativ auf den Bewegungsapparat auswirken kann, wobei es hier vor allem um die Gelenke, Bandscheiben und Sehnen etc. geht. Es ist also wenig sinnvoll, von null auf hundert loszulegen. Ihr Körper darf sich langsam an die neuen Reize und die Belastungsimpulse gewöhnen – starten Sie, anders als bei der Ernährung, nicht zu übermotiviert in Ihr neues Bewegungsprogramm, sondern nutzen Sie die Möglichkeit aus, verschiedene Bewegungsaktivitäten auszuprobieren, immer wieder neu zu kombinieren, auszubauen und nach und nach zu intensivieren. Der Körper braucht ohnehin ständig neue Trainingsreize.

Dabei beginnen die ersten und wichtigsten Veränderungen im Alltag. Nehmen Sie anstelle des Fahrstuhls zum Beispiel ab heute immer die Treppe und legen Sie kurze Strecken, für die Sie ansonsten aus Bequemlichkeit gern mal das Auto genommen haben, zu Fuß zurück. Ersetzen Sie das abendliche Fernsehprogramm durch einen täglichen Spaziergang oder verlängern Sie die Runde mit Ihrem Hund noch um ein paar Minuten. Jeder Schritt und jede Bewegung sind ein Gewinn – aber das kann nur der Anfang sein. Denn nur mit etwas mehr Alltagsbewegung ist es leider nicht getan. Ich weiß, das klingt hart, aber vertrauen Sie darauf: Wenn Sie erst einmal Ihre Lieblingssportarten oder Ihre Lieblingsübungen für sich entdeckt haben, können Sie in ein paar Wochen gar nicht mehr verstehen, wie Sie es so lange ohne regelmäßige Aktivität ausgehalten haben.

Welcher Sport ist der richtige?

Grundsätzlich konnte festgestellt werden, dass Belastungen, die mit hohen muskulären Spannungen verbunden sind – wie zum Beispiel beim Krafttraining – , sowie gewichtstragende Anspannungsformen mit hohen axialen Belastungen – wie zum Beispiel beim Seilspringen – ideal geeignet sind, um positive Anpassungsvorgänge am Knochen auszulösen. Wenn sich allerdings die Frage nach der einen richtigen Sportart für Ihre Knochengesundheit stellt, ist zu sagen, dass es nie nur eine Form von Sport ist, die alle nützlichen Effekte für Ihre Knochen liefert. Wichtig ist die Mischung verschiedener Bewegungsmuster, welche auf der einen Seite wechselnde Impulse liefern, damit Ihre Knochen stets neu aktiviert werden, und auf der anderen Seite Ihre Muskeln, Gelenke, Bänder und Sehnen ebenfalls so stärken, dass der gesamte Bewegungsapparat trainiert wird. Wenn es um gesunde und starke Knochen geht, ist also eine Kombination aus Muskelaufbautraining, stauchenden Belastungen, Ausdauertraining sowie Koordinations- und Flexibilitätsübungen optimal. Darüber hinaus ist die Sportart, die Sie mit Begeisterung regelmäßig ausführen, für Sie die richtige!

Aber auch hier gilt: Gestalten Sie den Belastungsaufbau zunächst im Rahmen Ihrer persönlichen Möglichkeiten. Wenn Sie zum Beispiel bereits eine niedrigere Knochendichte diagnostiziert bekommen oder die ersten Frakturen aufgrund von Osteoporose erlitten haben, sollten Sie hohe Belastungen und intensive Reize, die weitere Frakturen aufgrund von starker Krafteinwirkung nach sich ziehen könnten – wie das Seilspringen –, vorerst vom Trainingsplan streichen.

Aber auch dieser Hinweis ist keine Entschuldigung dafür, die Knochen zu schonen. Denn Bewegung sorgt dafür, dass Ihre Knochen auf die äußeren Einflüsse reagieren und neues Knochenmaterial aufbauen, wo es benötigt wird. Und wenn es nicht das Seilspringen ist, ist es eine andere sanftere Form der Bewegung, mit der Sie Ihre Knochen stimulieren können, wie zum Beispiel das entspannte Joggen oder das Hüpfen auf einem Trampolin, das Sie nach und nach steigern. Schauen wir uns die geeignetsten Sportarten nun einmal genauer an:

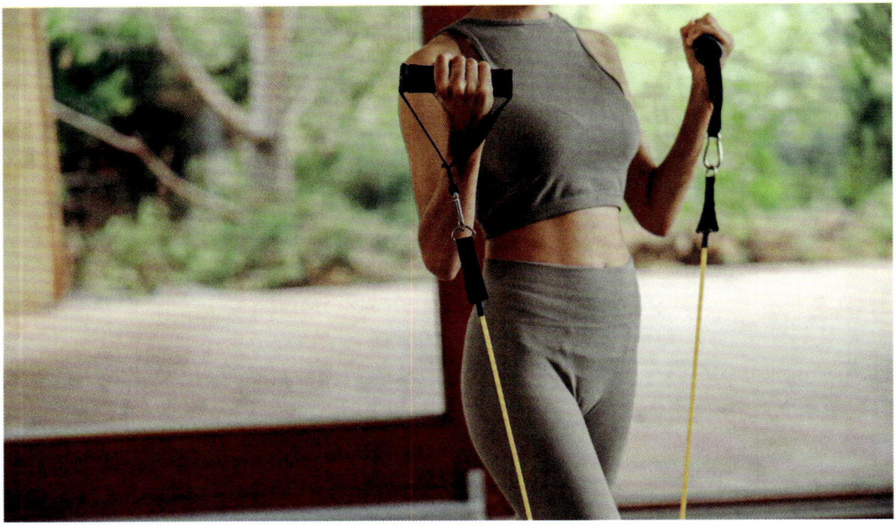

Krafttraining

Gezieltes Krafttraining ist besonders gut geeignet, um dem altersbedingten Knochenabbau vorzubeugen. Es erhält die Knochendichte und verbessert die Kraft und das Zusammenspiel von Nerven und Muskeln, die sogenannte neuromuskuläre Koordination. Durch die wiederholten Übungen kommt es zu überschwelligen Reizen, die den Knochenaufbau anregen. Je abwechslungsreicher die Übungen gestaltet werden, desto effektiver sind sie auf lange Sicht, denn wenn Sie Tag für Tag das Gleiche trainieren, gewöhnt sich Ihr Körper an den Reiz und der positive Effekt auf Ihre Knochen verschwindet. Oder anders gesagt: Unsere Knochen und unser ganzer Bewegungsapparat lieben das Neue und wollen immer wieder auf andere Art und Weise herausgefordert werden. Dabei ist es erst einmal egal, ob das Krafttraining mit Geräten, Hilfsmitteln oder dem eigenen Körpergewicht stattfindet. Ein Training mit Geräten oder Hilfsmitteln ist allerdings sehr effektiv, sodass man in kürzerer Zeit größere Fortschritte erreichen kann. So dürfen Hilfsmittel wie Bänder, kleine Hanteln oder Geräte im Fitnessstudio gerne zum Einsatz kommen. Zu betonen ist hierbei allerdings: Wenn es leicht geht und nicht anstrengend ist, dann ist es zu leicht und der Trainingseffekt bleibt vermutlich aus. Denn nur bei hoher Spannung der Muskeln und Sehnen sind die mechanischen Kräfte, die auf den Knochen übertragen werden, groß genug, um den Knochenaufbau anzuregen. Sie müssen sich also tatsächlich anstrengen, um eine Wirkung auf den Knochen zu erzielen.

Als Faustregel gilt: Führen Sie das Krafttraining mit mindestens 70 Prozent der maximalen Last, die Sie bewältigen können, durch und wiederholen Sie die jeweilige Übung mindestens zehnmal hintereinander. Mit Blick auf die Knochenfestigkeit und den Bewegungsapparat insgesamt gilt außerdem: Dynamische Übungen sind statischen Übungen vorzuziehen. Heißt übersetzt: Je mehr Bewegung, desto besser. Wichtig ist es, möglichst alle großen Muskelgruppen, insbesondere die Rumpf- und Oberschenkelmuskulatur, zu trainieren, denn nur dann werden auch die anfälligen Knochen wie der Oberschenkelknochen oder die Wirbelkörper gestärkt.

Ausdauertraining

Im Gegensatz zum Krafttraining ist das Ausdauertraining nicht ganz so effektiv, wenn es um die Reize auf unsere Knochen geht. Und dennoch sollten Ausdauersportarten wie Wandern, Laufen, Tanzen, Crosstraining oder Gymnastik ebenfalls auf Ihrem Trainingsplan stehen. Denn auch sie verbessern unsere Knochendichte, trainieren unsere Muskulatur und stärken unser Herz-Kreislauf-System. Wenn Sie also noch nicht ganz fit sind, um intensives Krafttraining zu betreiben, können Sie mit Ausdauertraining ebenfalls Ihre Knochengesundheit ankurbeln und Ihre Ausdauer verbessern. In einer idealen Welt würden wir alle für unser Wohlbefinden zweimal die Woche Kraft- und zweimal Ausdauertraining betreiben. Das klingt zwar erst einmal viel, vor allem wenn man aktuell überhaupt nicht regelmäßig trainiert, es sind aber nur vier Trainingseinheiten à 30 bis 40 Minuten in sieben Tagen. Das sollte doch machbar sein!

Balancetraining und Kräftigung der Körpermitte

Ein gutes Gleichgewicht und eine kräftige Körpermitte helfen, Stolperer oder Ausrutscher aufzufangen und so einen Sturz zu verhindern. Die Grundlage dafür ist ebenfalls die regelmäßige Bewegung im Alltag beziehungsweise gezielte Übungen, die genau dies trainieren und damit das Sturzrisiko senken. Gerade für ältere Erwachsene ist ein solches Training zur Sturzprävention wichtig. Denn Tatsache ist und bleibt nun einmal, dass mit zunehmendem Alter parallel zur Knochendichte auch die Muskelkraft und die Gleichgewichtsfähigkeit abnehmen. Ältere Menschen stürzen deshalb häufiger und unkoordinierter, sodass bei schlechterer Knochenqualität Stürze häufiger vorkommen und besonders schwerwiegende Folgen haben können.

Stoß- und Springbewegungen

Wie bereits angerissen, sind Seil- und Trampolinspringen die ideale Ergänzung, um Ihr Training im Sinne der Knochengesundheit effektiv zu erweitern. Beim Hüpfen werden die Knochen gestaucht, die Koordinationsfähigkeit wird trainiert und die Muskeln gefordert. Auch das sogenannte HIT, das High-Intensity-Training, fällt in diese Kategorie. Bei dieser Art des hochintensiven Intervalltrainings wechseln sich kurze, sehr anstrengende Trainingseinheiten mit bewegungsintensiven Abläufen und Erholungsphasen in schneller Folge ab. So soll in vergleichsweise kurzer Trainingszeit ein deutlicher gesundheitlicher und die Fitness steigernder Effekt erzielt werden.

Wie oft und wie lange sollte man trainieren?

Grundsätzlich hat sich gezeigt, dass kürzere Trainingseinheiten, die dafür aber mit höherer Belastung einhergehen, effektiver für die Knochengesundheit sind als längere Einheiten, bei denen die Belastung eher niedrig gehalten wird. Außerdem wissen wir, dass geringere Effekte zu sehen sind, wenn weniger als zwei- bis dreimal pro Woche trainiert wird. Es braucht also tatsächlich eine Menge Disziplin, um für seine Knochengesundheit zu trainieren, aber sie wird sich auszahlen – versprochen! Viele Menschen, die ein entsprechendes Training beginnen, berichten schon nach wenigen Wochen von einer deutlichen Verbesserung der Beschwerden, zum Beispiel der im Rücken. Und das ist dann die größte Motivation!

Damit das Training einen effektiven Reiz und keine Überlastung darstellt, darf es Sie nicht überfordern. Unser Körper braucht Zeit für die Regeneration und die kann individuell sehr unterschiedlich und vor allem am Anfang des Trainings länger sein. Das Verhältnis von Belastung und Pause sollte sich also gerade bei Sporteinsteigern in etwa die Waage halten, während Fortgeschrittene nach und nach das Verhältnis anpassen und die Pausen zwischen den Trainingseinheiten kürzer werden lassen können, während die Belastungszeiten verlängert werden. Über den Daumen gepeilt bedeutet das, dass Sie pro Woche ca. 120 bis 160 Minuten intensiv trainieren sollten, um einen positiven Effekt auf Ihre Knochen auszuüben.

Der innere Schweinehund

Wir Menschen sind Gewohnheitstiere und wir lieben unsere eingefahrenen Rituale, die sich über lange Zeiträume hinweg nach dem immer gleichen Schema wiederholen. Das erspart Stress und gibt dem Alltag Struktur. Wären da nicht die schlechten Gewohnheiten wie zum Beispiel der Abend mit Chips auf der Couch oder der tägliche Schokoriegel zum Kaffee. Leider schleichen sich

BEIM KRAFTTRAINING

Um optimale Trainingseffekte zu erzielen und gleichzeitig die Risiken zu minimieren, müssen beim Krafttraining die Übungen an Ihren individuellen Leistungsstand angepasst werden. Sorgen Sie also immer dafür, dass ...

- ... Sie in jeder Position sicher auf einem festen Untergrund stehen, liegen oder sitzen,
- ... Sie sich sorgfältig aufwärmen,
- ... Sie den Einsatz von Zusatzgewichten stets Ihrem Trainingsniveau anpassen und nicht zu viel oder zu wenig Belastung erzeugen,
- ... Sie Ihre Übungen gewissenhaft und sauber ausführen,
- ... Sie Ihre Übungen so kombinieren und variieren, dass kein Gewöhnungseffekt eintritt,
- ... Sie die Bewegungen abwechselnd schnell und langsam ausführen, damit Ihre Knochen immer neue Reize erfahren,
- ... Sie Teilkörperübungen und Ganzkörperübungen stets gleichmäßig kombinieren,
- ... Sie stets auf eine aufrechte Körperhaltung mit einer starken Grundspannung in der Körpermitte achten,
- ... Sie gleichmäßig atmen und nicht zwischendurch die Luft anhalten (pressen).

diese negativen Routinen meistens leicht und relativ unbemerkt ins Leben und sind nur schwer wieder loszuwerden. Außerdem verhält es sich mit den positiven Routinen leider ganz anders – sie müssen fast immer bewusst entwickelt und diszipliniert antrainiert werden. Wenn Sie also Ihren Lebensstil verändern wollen, um Ihre Knochen gesund und fit zu halten beziehungsweise zu machen, dann ist der Schweinehund der Erste, der angegangen werden muss. Denn Tatsache ist leider, dass unsere Knochen, sobald die Belastung, auf die sie so positiv reagiert haben, wieder wegfällt (weil wir erneut auf der Couch gelandet sind), sich in den Zustand vor Belastung zurückverändern. Konsequenz ist daher das Zauberwort, wenn wir über einen gesunden Lebensstil und Knochengesundheit sprechen. Um neue Routinen überhaupt im Alltag zu etablieren, müssen wir erst einmal verstehen, wie sie funktionieren. Und das ist gar nicht schwer. Denn sie bestehen aus nur drei Stufen: dem Auslöser, der Handlung selbst und der Belohnung. Nehmen wir das Kaffeebeispiel: Hier ist oft die Uhrzeit der Auslöser. Es ist 16 Uhr, die Luft ist schon ein bisschen raus und Sie möchten sich einen Motivationsschub gönnen. Nun folgt die Handlung, indem Sie sich Ihren Kaffee inklusive Schokoriegel holen. Denn irgendwann einmal haben Sie mit dieser Kombination begonnen und im Laufe der Zeit wurden Kaffee und Schokolade fest miteinander verknüpft.

Die Belohnung – und gleichzeitig die dritte Stufe der Routine – ist in diesem Fall nämlich neben dem Geschmack vor allem der Zucker, der unseren Glückshormonspiegel anhebt.

Die gute Nachricht ist: Auch neue Routinen lassen sich antrainieren. Nur müssen wir für das Glücksgefühl nach einem wohltuenden Training erst einmal selbst aktiv werden – es ist nicht so schnell und einfach zu haben wie die Belohnung durch einen Schokoriegel. Die Motivation ist hier ein entscheidender Faktor. Neue Verhaltensmuster müssen wir aktiv über einen längeren Zeitraum in unseren Alltag einbringen, wenn wir sie fest und nachhaltig etablieren wollen.

Neue Routinen wie Ihr neues Sportprogramm zu entwickeln, lassen sich in der Regel also nicht von heute auf morgen umsetzen. Dies ist ein Prozess über einen Zeitraum von mehreren Wochen. Aber das ist durchaus sinnvoll, da sich der Körper an neue Reize anpassen muss und sich über ständige Abwechslung im Sinne neuer Trainingsreize freut. Planen Sie also langfristig, versuchen Sie nicht, fünf neue Routinen auf einmal zu etablieren. Starten Sie lieber mit kleinen Veränderungen und mit einer Routine nach der anderen. Der Wocheneinkauf zum Beispiel lässt sich ab sofort ziemlich unkompliziert anpassen, indem Sie ihn zu Fuß oder mit dem Fahrrad erledigen. Beim Sportprogramm ist es angeraten, erst mal mit zwei Trainings pro Woche zu starten, um mit Spaß an der Sache herauszufinden, wie Sie Ihre ganz persönliche Bewegungsroutine in Zukunft gestalten möchten.

Und auch wenn aller Anfang schwer ist, erinnern Sie sich stets daran, wofür Sie Ihren Lebensstil ändern: für Ihre Knochengesundheit und für den Erhalt Ihrer Mobilität bis ins hohe Alter. Häufig kann es helfen, wenn Sie sich Unterstützung holen. Gehen Sie mit einer Freundin oder einem Freund zum Sport, kochen Sie gemeinsam und probieren Sie alles Neue mit Neugierde und Freude und idealerweise in Gesellschaft aus. Dann werden Sie schnell dahin kommen, dass eine knochengesunde Ernährung und ein aktives Trainingsprogramm zu Ihrem neuen Alltag gehören. Dann sind diese zu Ihren Routinen geworden, die Ihr Leben nicht nur bereichern, sondern auch zahlreiche positive Effekte für Ihre Gesundheit mit sich bringen.

ÜBUNGEN FÜR STARKE KNOCHEN

Für ein knochenstärkendes Work-out bedarf es nicht viel. Sie brauchen kein überteuertes Equipment und Sie müssen auch nicht in einen Sportkurs oder ins Fitnessstudio gehen, wenn Sie sich dort nicht wohlfühlen. Sie brauchen nur sich und Ihre Motivation für die Veränderung. Los geht's!

Für den Start in ein effektives und abwechslungsreiches Trainingsprogramm zugunsten Ihrer Knochengesundheit finden Sie hier ein Programm, das sich in drei Kategorien mit jeweils zehn verschiedenen Übungen aufteilen lässt: Kraft, Rücken und Balance und das sogenannte High-Intensity-Training, kurz als HIT bezeichnet.

Je nach Leistungsstand können Sie sich hieraus zunächst entweder Ihre drei oder fünf Lieblingsübungen jeder Kategorie raussuchen, sodass Sie erst einmal mit nur neun bis 15 Übungen starten. Sobald Sie dann fitter sind oder falls Sie dies jetzt schon sind, können Sie natürlich auch direkt alle 30 Übungen miteinander kombinieren.

Das Programm umsetzen

Unabhängig von Ihrem Leistungsstand: Probieren Sie sich erst einmal aus! Und denken Sie immer dran: Unsere Knochen lieben Belastungsreize und bauen sich dank intensiver Reize umso stärker auf.

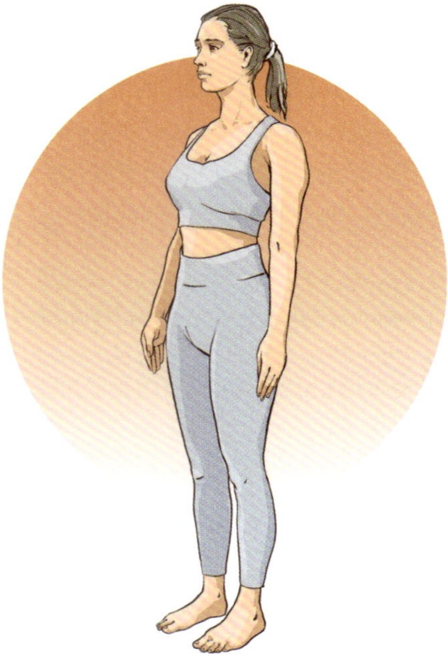

Liegestütz an der Wand

→ Kräftigt die Arm- und Brustmuskulatur

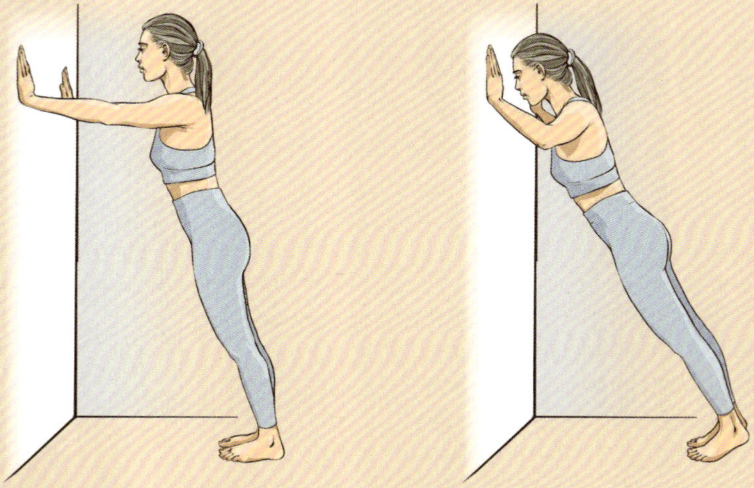

1. Stellen Sie sich etwa einen Meter entfernt vor eine Wand und stützen Sie sich mit den Händen daran ab. Die Hände sind dabei schulterbreit, die Handgelenke befinden sich auf Schulterhöhe und die Arme sind gestreckt. Versetzen Sie Ihre Füße ein Stück nach hinten, sodass Ihr Körper leicht nach vorne geneigt ist.

2. Beugen Sie die Arme nun, wie Sie es vom klassischen Liegestütz auf dem Boden kennen. Dabei heben die Fersen ein Stück vom Boden ab. Drücken Sie sich nun aus den Armen heraus wieder nach hinten in die Ausgangsposition und starten Sie den Bewegungsablauf erneut.

Wiederholungen: 3 Durchgänge mit je 8 bis 15 Wiederholungen. Zwischen den Durchgängen je 60 Sekunden Pause

TIPP: Halten Sie die Ellenbogen stets dicht am Körper. So beanspruchen Sie Ihre Brustmuskulatur bestmöglich.

LAT-Drücken an der Wand

→ **Kräftigt die Rückenmuskulatur**

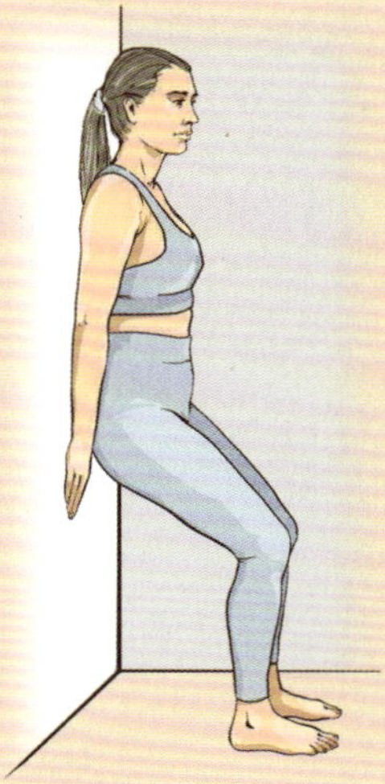

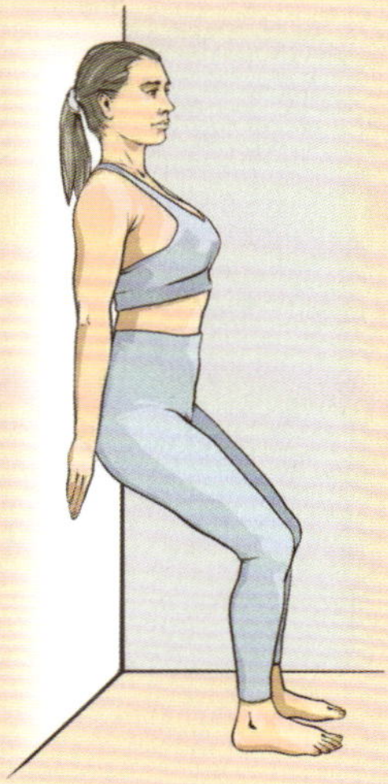

1. Stellen Sie sich mit dem Rücken an die Wand und legen Sie Ihre Arme leicht abgespreizt mit den Handinnenflächen ebenfalls an die Wand. Ziehen Sie nun die Schulterblätter nach hinten zusammen und nach unten. Die Füße sind ein Stück vor dem Körper aufgestellt, die Knie sind leicht gebeugt.

2. Drücken Sie nun aus den Armen heraus den Rumpf nach vorne von der Wand weg und halten Sie diese Spannungsposition etwa 20 Sekunden lang. Gehen Sie anschließend langsam zurück und wiederholen den Vorgang. Achten Sie stets darauf, dass Sie Ihre Bauch- und Gesäßmuskulatur während der gesamten Übung angespannt haben.

Wiederholungen: **3 Durchgänge, bei denen die Position jeweils 20 Sekunden lang gehalten wird. Zwischen den Durchgängen 60 Sekunden Pause.**

TIPP: Je weiter Sie Ihre Finger spreizen, desto besser werden Ihre Arme bis in die Schultern hinein belastet und trainiert.

Unterarmstütz

→ **Kräftigt die Rücken- und Bauchmuskulatur**

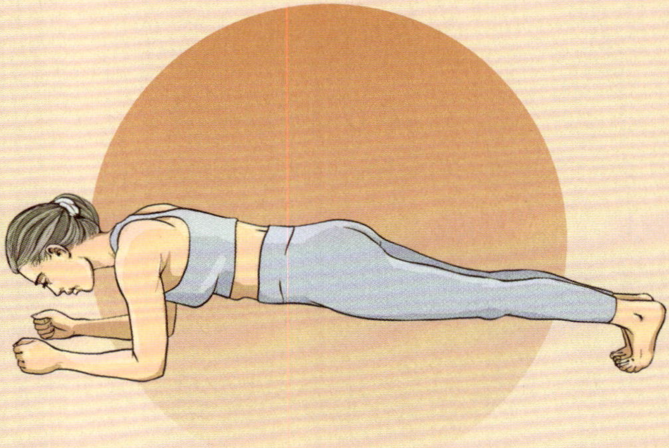

1. Legen Sie sich flach auf den Bauch und stützen Sie sich auf die Unterarme. Die Ellenbogen befinden sich unterhalb der Schultern und liegen parallel zueinander. Die Füße stehen auf den Zehenspitzen, das Becken wird angehoben. Der Blick ist auf den Boden gerichtet.

2. Spannen Sie nun den gesamten Körper an. Achten Sie darauf, dass Beine, Po, Rücken und Kopf dabei eine gerade Linie bilden. Halten Sie die Spannung 20 bis 30 Sekunden, bevor Sie sie lösen und nach einer kurzen Pause neu starten.

Wiederholungen: 3 Durchgänge, bei denen die Position jeweils 20 bis 30 Sekunden lang gehalten wird. Zwischen den Durchgängen 60 Sekunden Pause.

Bizeps-Curls mit dem Gymnastikband

→ **Kräftigt die vordere Oberarmmuskulatur (Bizeps)**

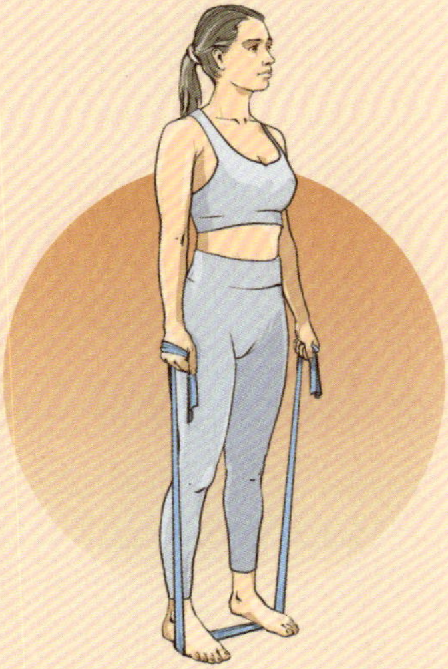

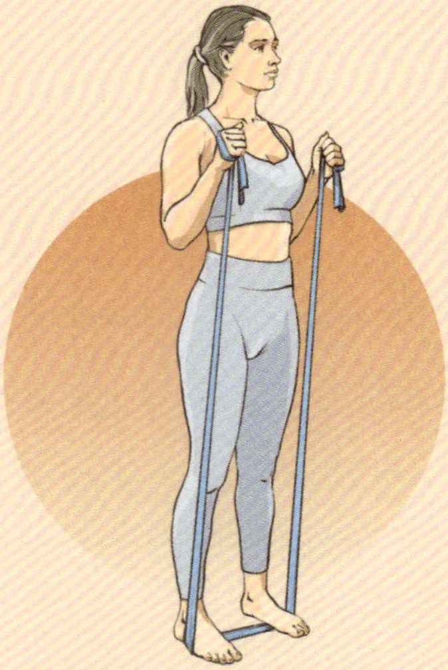

1. Stehen Sie aufrecht, die Füße sind hüftbreit auseinander und mittig auf dem Gymnastikband positioniert. Halten Sie die Enden des Bands mit den Händen, die Handflächen zeigen zum Körper, Arme nicht durchgestreckt. Das Band hat bereits eine leichte Vorspannung.

2. Beugen Sie die Arme nun gegen die Bandspannung nach oben, während Sie die Ellenbogen fest seitlich am Körper halten. In der Bewegung drehen sich die Handflächen nach oben, die Bewegung selbst erfolgt aus dem Unterarm. Strecken Sie die Arme nun wieder langsam, halten Sie das Band dabei auf Spannung.

Wiederholungen: 3 Durchgänge mit je 10 bis 15 Wiederholungen. Zwischen den Durchgängen 60 Sekunden Pause.

Tipp: Die Schultern sind dabei fest. Der ganze Körper ist aufrecht und unbeweglich. Die Knie sind leicht gebeugt.

Seitenheben mit dem Gymnastikband

→ **Kräftigt die Schultermuskulatur**

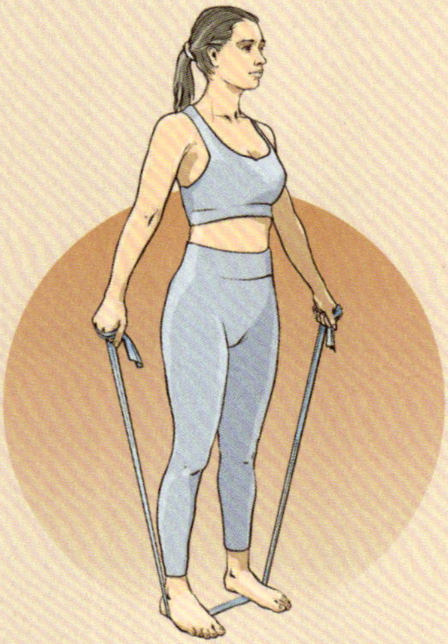

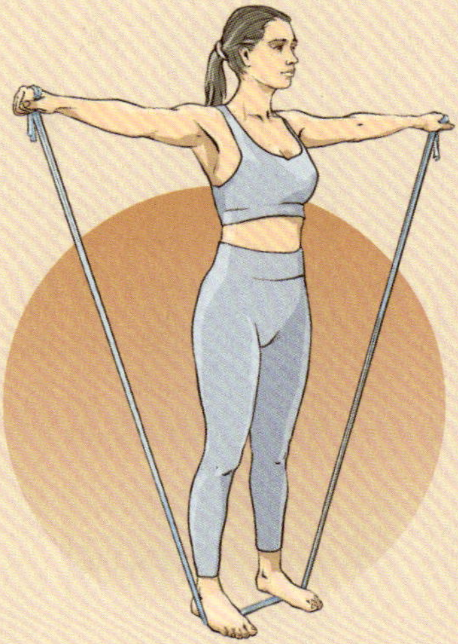

1. Stehen Sie aufrecht, die Füße sind hüftbreit auseinander und mittig auf dem Gymnastikband positioniert. Halten Sie die Enden des Bands mit den Händen, die Arme sind nach unten gerichtet, aber nicht durchgestreckt, die Handflächen zeigen zum Körper. Das Band hat bereits eine leichte Vorspannung.

2. Heben Sie nun die nicht durchgestreckten Arme seitlich gegen die Bandspannung bis auf Schulterhöhe an, halten Sie diese Position kurz und senken Sie die Arme wieder ab.

Wiederholungen: 3 Durchgänge mit je 10 bis 15 Wiederholungen. Zwischen den Durchgängen 60 Sekunden Pause.

TIPP: Drehen Sie die Hand mit dem Daumen nach unten, wird die hintere Schultermuskulatur intensiver trainiert.

Kräftigung des Rückens mit dem Gymnastikband

→ **Kräftigt die obere Rücken- und hintere Schultermuskulatur**

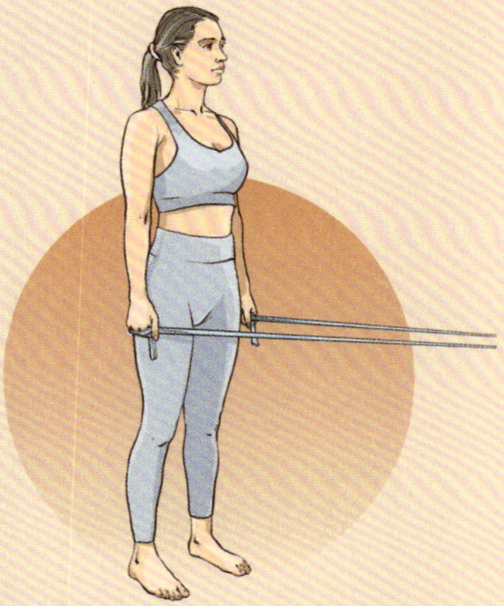

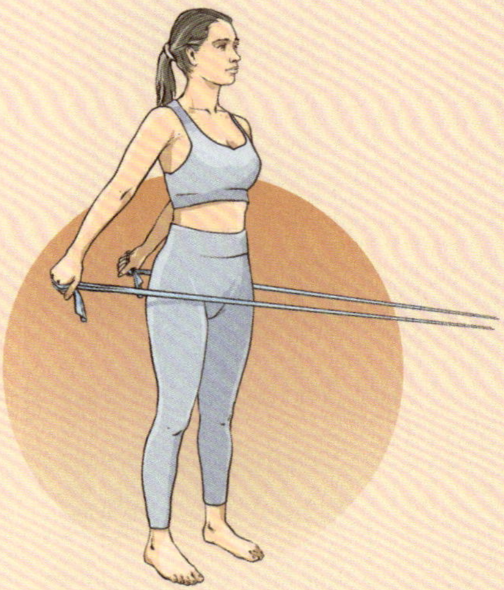

1. Wickeln Sie das Gymnastikband etwa auf Hüfthöhe um einen festen Gegenstand und halten Sie die Enden mit den Händen fest.

2. Ziehen Sie das Band nun mit gestreckten Armen hinter den Körper und halten Sie diese Position für eine Sekunde auf Spannung. Lösen Sie sie anschließend wieder auf und starten Sie den Bewegungsablauf erneut.

Wiederholungen: 3 Durchgänge mit je 10 bis 15 Wiederholungen. Zwischen den Durchgängen 60 Sekunden Pause.

TIPP: Achten Sie auf einen besonders sicheren Stand und einen geraden Rücken, während Sie die Übung durchführen.

Kickback im Sitzen

→ **Kräftigt den Trizeps**

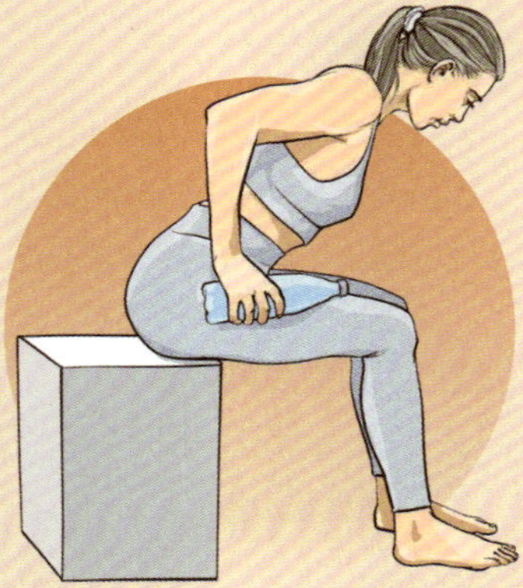

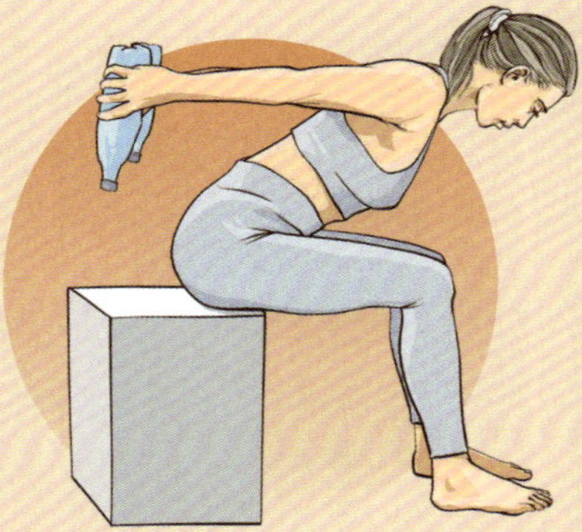

1. Halten Sie in jeder Hand eine mit Wasser gefüllte Flasche und setzen Sie sich auf die vordere Kante eines Stuhls. Die Füße stehen bequem. Beugen Sie sich nun mit geradem Rücken vor und halten Sie die Arme angewinkelt neben dem Körper, die Oberarme und die Flaschen sind hierbei parallel.

2. Strecken Sie nun die Unterarme nach hinten aus, die Flaschen zeigen nun mit dem Deckel nach unten und die Unterarme befinden sich auf Schulterhöhe. Die übrige Körperhaltung verändert sich nicht. Führen Sie die Arme nun in die Ausgangsposition zurück und wiederholen den Bewegungsablauf.

Wiederholungen: **3 Durchgänge mit je 10 bis 15 Wiederholungen. Zwischen den Durchgängen 60 Sekunden Pause.**

TIPP: **Wenn Sie die Übung intensivieren möchten, können Sie in der nach hinten gestreckten Position die Arme leicht auf und ab wippen lassen.**

Schulterdrücken mit Wasserflaschen

→ **Kräftigt die vordere Deltamuskulatur**

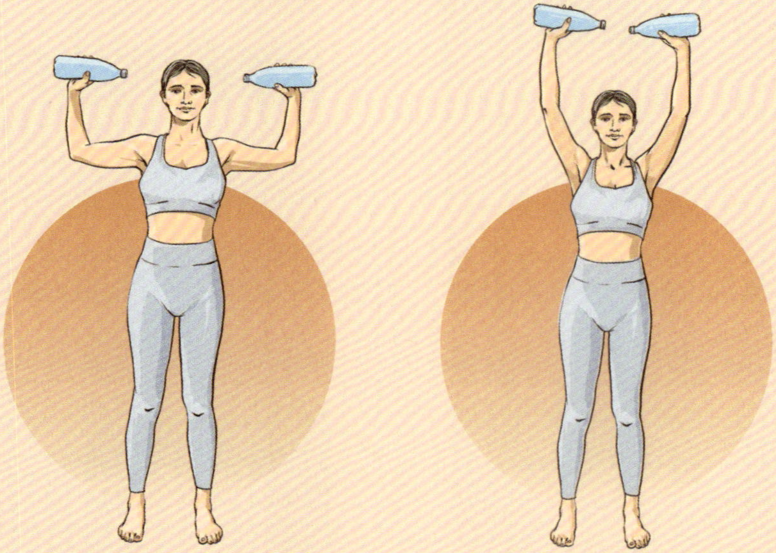

1. Stellen Sie sich in einem festen Stand mit engen Füßen auf und halten Sie in jeder Hand eine Wasserflasche über der Schulter. Die Ellenbogen sind gebeugt und zeigen nach außen, die Flaschendeckel zeigen zueinander, die Handrücken nach hinten. Die Schultern dürfen nicht zu den Ohren ziehen.

2. Spannen Sie Bauch und Po an und strecken Sie die Arme nun nach oben, die Flaschen bleiben weiterhin parallel zum Boden. Senken Sie die Arme wieder auf Schulterhöhe ab und beginnen Sie erneut mit dem Bewegungsablauf.

Wiederholungen: 3 Durchgänge mit je 10 bis 15 Wiederholungen. Zwischen den Durchgängen 60 Sekunden Pause.

TIPP: Führen Sie die Übung unbedingt ohne Schwung aus. Sie können die Flaschen auch nur halb voll befüllen.

Frontheben mit Wasserflaschen

→ **Kräftigt die vordere Deltamuskulatur**

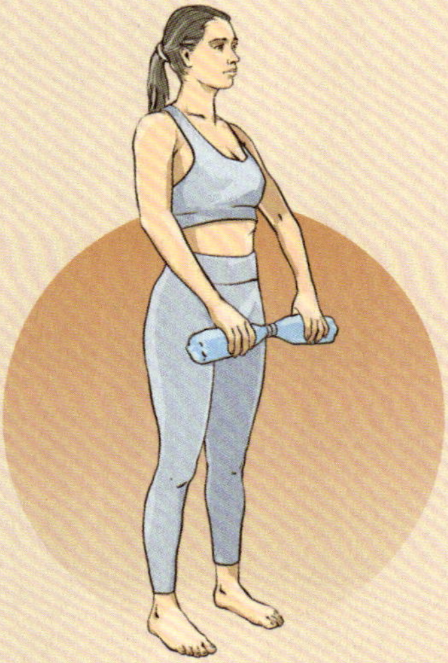

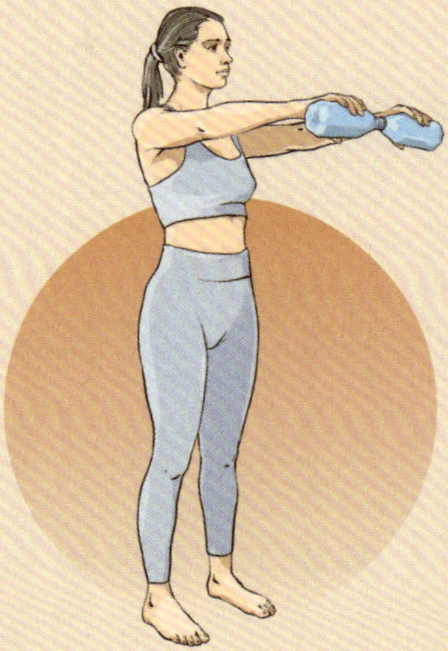

1. Halten Sie in jeder Hand eine gefüllte Wasserflasche und stellen Sie sich hüftbreit auf, während die Flaschen vor den Oberschenkeln gehalten werden. Die Flaschendeckel zeigen zueinander, die Handrücken nach vorne. Winkeln Sie nun die Ellenbogen leicht an und schauen Sie geradeaus nach vorne.

2. Spannen Sie nun Bauch und Po an und heben die Flaschen mit gestreckten Armen gleichmäßig nach vorne bis auf Schulterhöhe an. Achten Sie dabei darauf, dass die Schultern unten bleiben, halten Sie die Position kurz und senken Sie die Arme ohne Schwung wieder ab.

Wiederholungen: **3 Durchgänge mit je 10 bis 15 Wiederholungen. Zwischen den Durchgängen 60 Sekunden Pause.**

TIPP: Ist Ihnen die Übung im Stehen zu schwer, können Sie sie auch im Sitzen auf der Kante eines Stuhls ausführen.

Rudern mit Wasserflaschen

→ **Kräftigt die obere Rückenmuskulatur und den hinteren Teil der Deltamuskulatur**

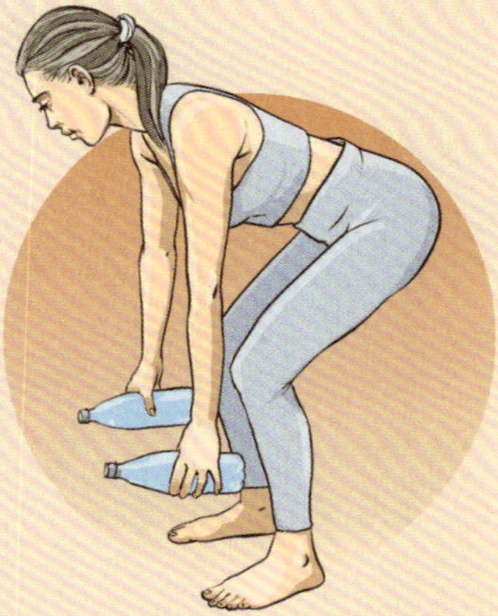

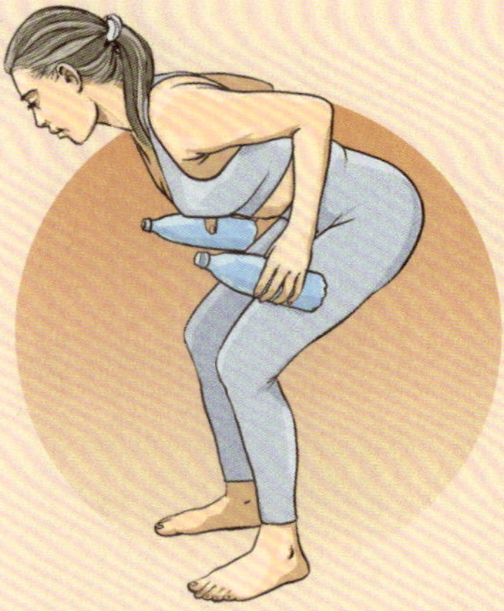

1. Halten Sie in jeder Hand eine Wasserflasche und stellen Sie sich hüftbreit auf. Spannen Sie den Bauch an, beugen Sie sich mit geradem Rücken nach vorne und gehen Sie dabei leicht in die Knie. Ihre Arme befinden sich direkt unter den Schultern, die Flaschen sind parallel zum Boden.

2. Ziehen Sie die Ellenbogen nun eng am Körper nach oben und bringen Sie dabei die Schulterblätter so weit wie möglich zusammen. Halten Sie die Position für einen kurzen Moment und senken Sie die Arme wieder ab.

Wiederholungen: 3 Durchgänge mit je 10 bis 15 Wiederholungen. Zwischen den Durchgängen 60 Sekunden Pause.

TIPP: Auch diese Übung kann entweder im Sitzen oder mit halb befüllten Flaschen durchgeführt werden.

Wechselseitige Rumpfbeuge

→ **Kräftigt die Rückenmuskulatur**

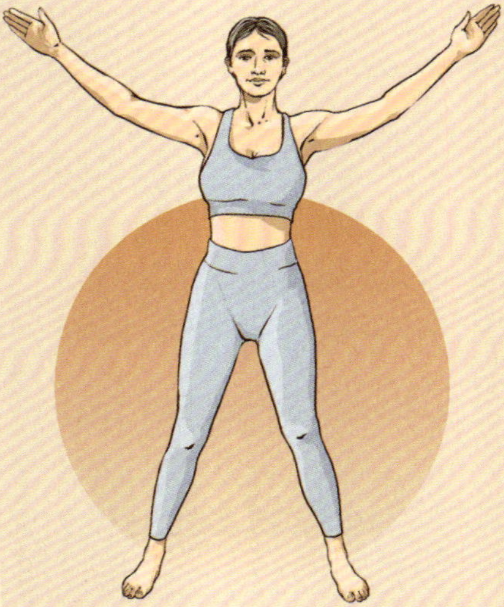

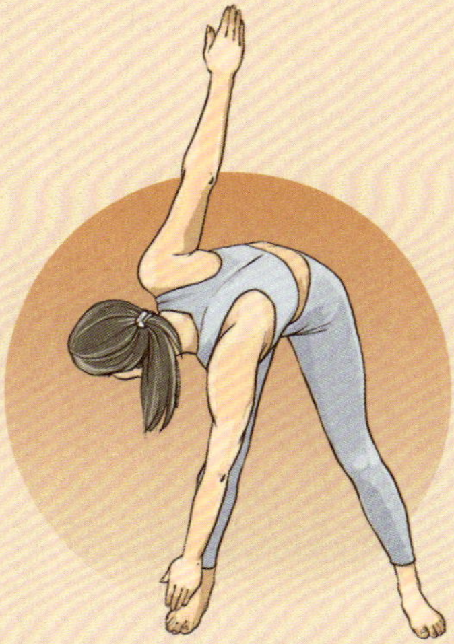

1. Stehen Sie aufrecht mit gegrätschten Beinen. Die Arme sind leicht gebeugt nach oben gerichtet, die Handflächen zeigen nach vorne.

2. Beugen Sie sich nun seitlich nach rechts unten, dabei dreht der Oberkörper leicht ein und die linke Hand geht zum rechten Fuß. Gehen Sie anschließend zurück in die Ausgangsposition und beugen Sie sich nun zur linken Seite, führen Sie die Übung zu jeder Seite 8- bis 15-mal durch.

Wiederholungen: 3 Durchgänge mit je 8 bis 15 Wiederholungen. Dazwischen je 60 Sekunden Pause.

TIPP: Atmen Sie aus, wenn die Hand den Fuß berührt und ein, wenn Sie sich wieder aufrichten.

Dynamische Standwaage

→ **Kräftigt die breite Rückenmuskulatur, die gerade Bauchmuskulatur, die hintere Oberschenkelmuskulatur und die Pomuskulatur**

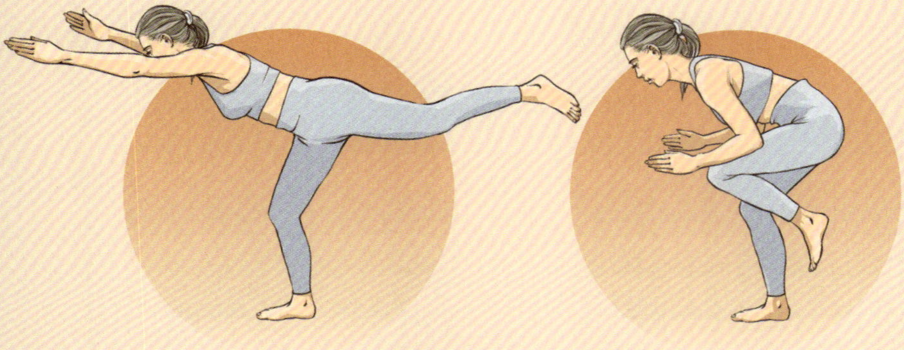

1. Stellen Sie sich hüftbreit auf und verlagern das Gewicht auf den rechten Fuß. Heben Sie den linken Fuß samt Bein nach hinten an und lehnen Sie sich gleichzeitig nach vorne. Dabei werden die Arme neben dem Kopf nach vorne ausgestreckt, der Blick richtet sich fest auf einen Punkt am Boden.

2. Sobald Sie stabil stehen, führen Sie die Ellenbogen und das linke Knie unterhalb Ihres Bauches zusammen, der Rücken wird dabei leicht rund. Anschließend Arme und das Bein wieder ausstrecken und erneut zusammenführen.

Wiederholungen: **3 Durchgänge pro Bein mit je 10 bis 15 Wiederholungen. Zwischen den Durchgängen je 60 Sekunden Pause. Nach jedem Durchgang das Standbein wechseln.**

TIPP: Versuchen Sie beim Zusammenführen von Ellenbogen und Knie, dass diese sich tatsächlich kurz berühren.

Superman

→ Kräftigt den Rückenstrecker und die Pomuskulatur

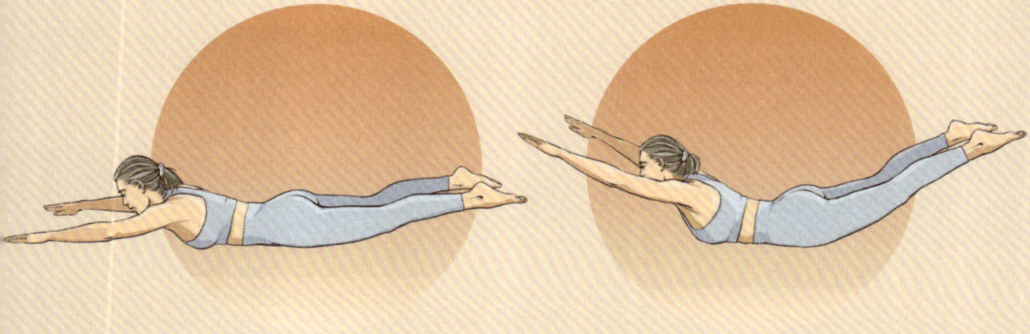

1. Legen Sie sich mit ausgestreckten Armen auf den Bauch. Der Kopf wird gerade, in Verlängerung der Wirbelsäule, gehalten, der Blick geht zum Boden. Spannen Sie nun den Po an und führen Sie Arme und Beine gleichzeitig nach oben vom Boden weg.

2. Heben Sie nun Arme und Beine so hoch wie möglich an, der Kopf bleibt zwischen den Armen. Halten Sie diese Position kurz und senken Sie Arme und Beine dann langsam und sanft wieder ab. Berühren Sie jedoch nicht den Boden, sondern gehen Sie wieder in den Bewegungsablauf nach oben zurück.

Wiederholungen: 3 Durchgänge mit je 10 bis 15 Wiederholungen. Zwischen den Durchgängen je 60 Sekunden Pause.

TIPP: Für Einsteiger bietet es sich an, zunächst nur die Arme anzuheben und die Beine am Boden zu lassen. Anschließend die Arme ablegen und die Beine anheben.

Der Seestern

→ **Kräftigt die schräge Bauchmuskulatur**

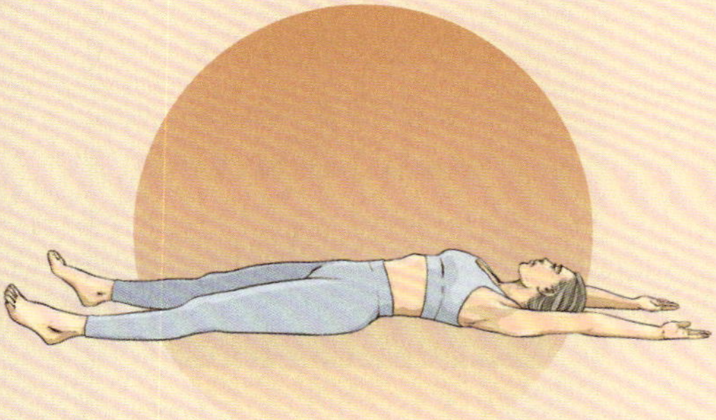

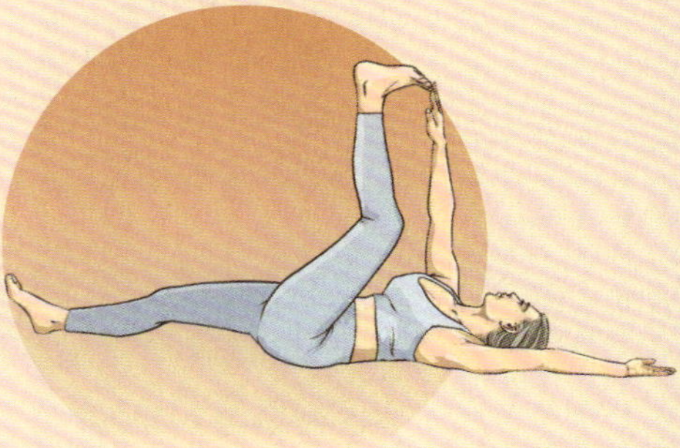

1. Legen Sie sich auf den Rücken und richten den Blick nach oben. Strecken Sie Ihre Arme über dem Kopf aus und bilden Sie ein V auf dem Boden. Lassen Sie Ihre Zehen leicht nach außen fallen.

2. Spannen Sie nun die Bauchmuskeln an und heben gleichzeitig den linken Arm und das rechte Bein gestreckt nach oben an, bis die Finger die Zehen berühren. Führen Sie Arm und Bein langsam wieder zurück und wiederholen die Bewegung mit dem rechten Arm und dem linken Bein.

Wiederholungen: **3 Durchgänge mit je 10 bis 15 Wiederholungen. Zwischen den Durchgängen je 60 Sekunden Pause.**

TIPP: Achten Sie darauf, dass die komplette Bewegung ohne Schwung durchgeführt wird.

Beckenheben

→ **Kräftigt die hintere Oberschenkel- und die Pomuskulatur**

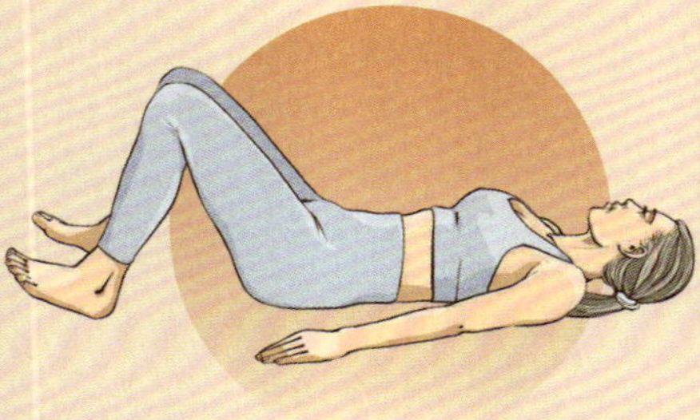

1. Legen Sie sich auf den Rücken und stellen Sie die Füße auf. Die Arme liegen leicht nach außen gestreckt neben dem Körper, der Blick geht zur Decke. Heben Sie nun die Zehen an und ziehen Sie sie in Richtung Schienbeine, das Gewicht ruht auf den Fersen.

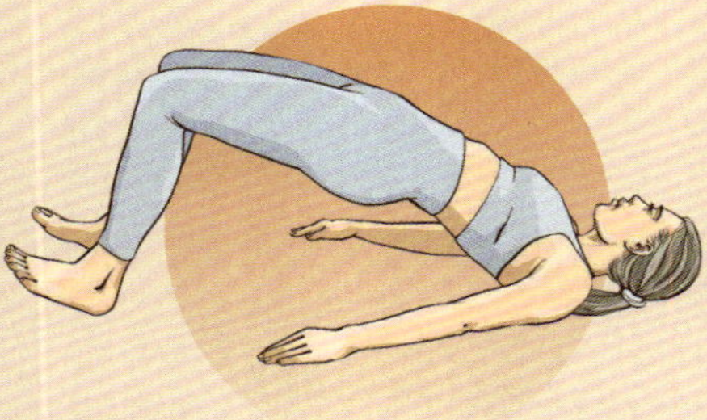

2. Lösen Sie den Po vom Boden und heben Sie das Becken so weit wie möglich nach oben. Spannen Sie dazu den Po fest an und versuchen Sie, nicht mit den Armen zu unterstützen. Senken Sie den Po wieder ab und starten Sie erneut, die Zehen bleiben in der Luft.

Wiederholungen: 3 Durchgänge mit je 10 bis 15 Wiederholungen. Zwischen den Durchgängen je 60 Sekunden Pause.

TIPP: Je weiter Ihre Zehen vom Po entfernt stehen, desto schwieriger wird die Übung. Je näher sie am Gesäß positioniert sind, desto leichter wird es.

Beinheben

→ Kräftigt die Bauchmuskulatur

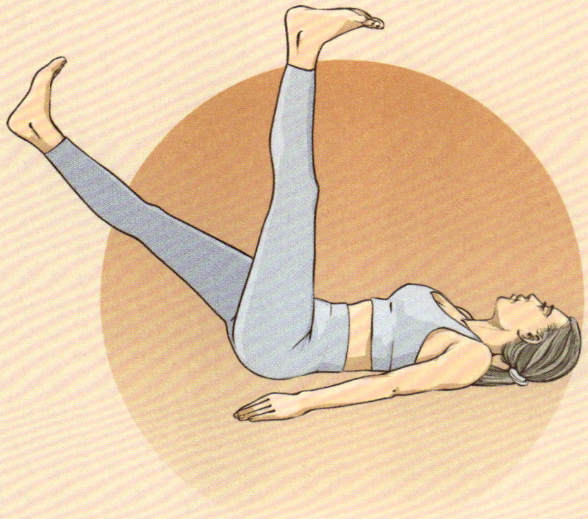

1. Legen Sie sich auf den Rücken und schieben Sie die Hände unter den Rücken im Bereich der Lendenwirbelsäule. Strecken Sie die Beine lang aus, ohne sie zu überstrecken, die Knie dürfen leicht gebeugt bleiben. Heben Sie die Beine an, sodass sie einen 90-Grad-Winkel zum Oberkörper bilden.

2. Aus dieser Position heraus senken Sie nun zunächst ein Bein langsam ab – und zwar nicht bis auf den Boden, sondern nur so weit, bis der untere Rücken Kontakt zum Boden hat. Dann heben Sie das Bein wieder an und senken das andere Bein in gleicher Weise ab.

Wiederholungen: 3 Durchgänge mit je 5 bis 10 Wiederholungen. Zwischen den Durchgängen je 60 Sekunden Pause.

Tipp: Fortgeschrittene können auch beide Beine gleichzeitig absenken und wieder anheben. Dann wird die Übung gleich doppelt effektiv.

Diagonale Beinschaukel

→ **Regt die Beweglichkeit der Wirbelkörper an und öffnet den Brustkorb**

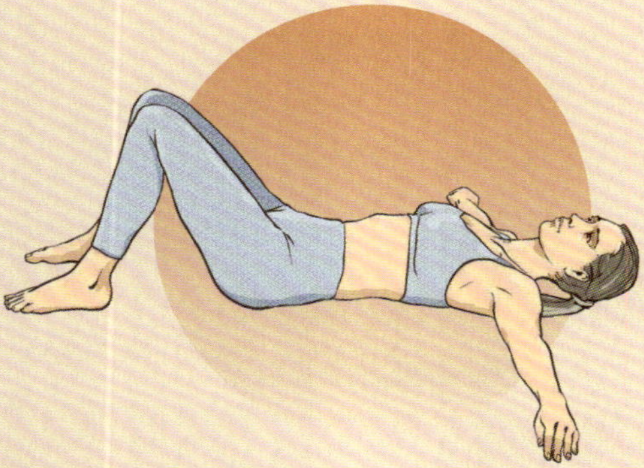

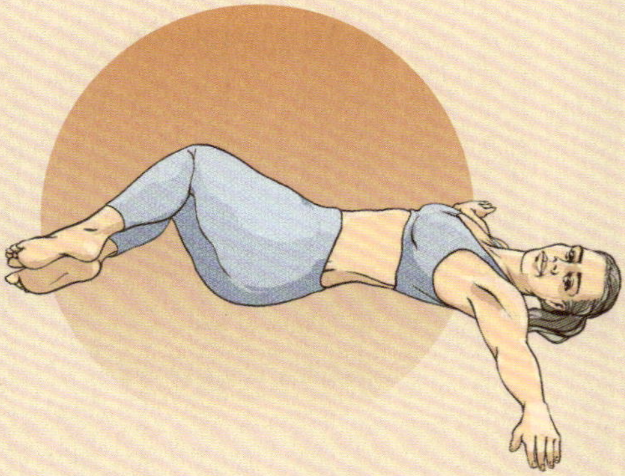

1. Legen Sie sich auf den Rücken, die Arme zur Seite ausgestreckt, die Handflächen Richtung Boden. Stellen Sie die Füße hüftbreit auf. Lassen Sie nun beide Knie gleichzeitig und langsam nach rechts Richtung Boden absinken. Fußsohlen und Becken lösen sich dazu seitlich vom Boden, die Schultern jedoch nicht. Den Kopf drehen Sie gleichzeitig im selben Tempo zur linken Seite.

2. Bleiben Sie in dieser Position etwa 30 bis 60 Sekunden und kommen Sie dann in die Ausgangsposition zurück, damit Sie die Seite wechseln und die Knie nach links absinken lassen können.

Wiederholungen: Mindestens 2 bis 3 Wiederholungen pro Seite.

TIPP: Achten Sie auf Ihre Atmung und entspannen Sie. Versuchen Sie sich in die Dehnung hineinzufühlen.

Thorax-Rotator

→ Kräftigt die Rücken- und Bauchmuskulatur

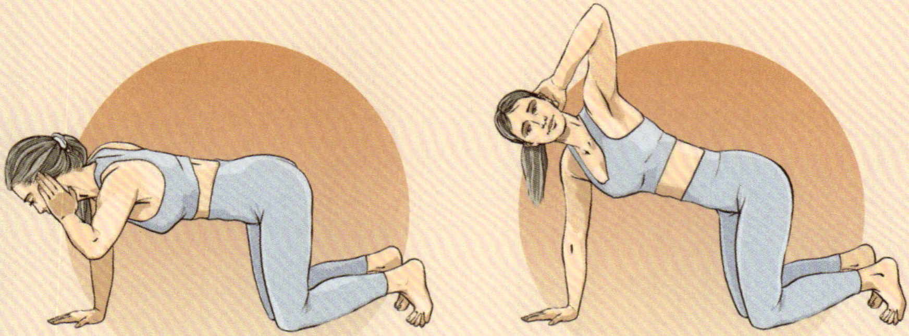

1. Gehen Sie in den Kniestand, die Füße sind mit den Zehen aufgestellt. Die linke Hand ist unterhalb der Schulter auf dem Boden aufgesetzt, die rechte Hand ist seitlich am Kopf unterhalb des Ohrs platziert. Oberkörper und Kopf bilden eine gerade Linie, der Blick geht zum Boden.

2. Drehen Sie nun den Oberkörper langsam nach rechts oben auf. Der Kopf dreht mit. Der angewinkelte Ellenbogen zeigt nun in Richtung Himmel. Gehen Sie zurück in die Ausgangsposition und wiederholen Sie die Übung. Anschließend die Seite wechseln und die Übung mit dem linken Arm wiederholen.

Wiederholungen: Pro Seite insgesamt 3 Durchgänge mit je 10 bis 15 Wiederholungen. Zwischen den Durchgängen je 60 Sekunden Pause.

TIPP: Fällt Ihnen das Knien schwer, können Sie ein Kissen zur Abpolsterung nutzen.

Vierfüßlerstand

→ **Kräftigt die Rumpf- und Pomuskulatur**

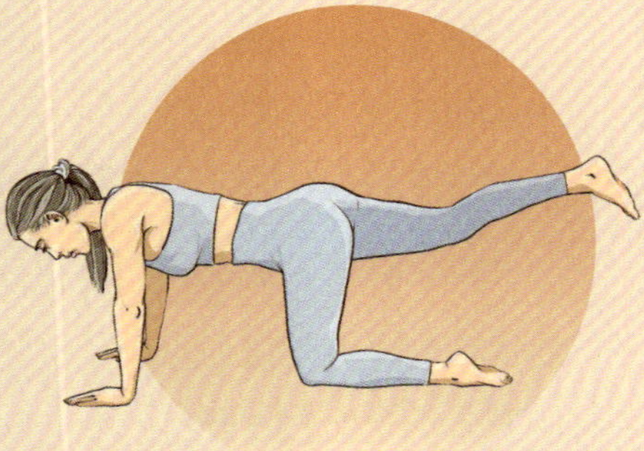

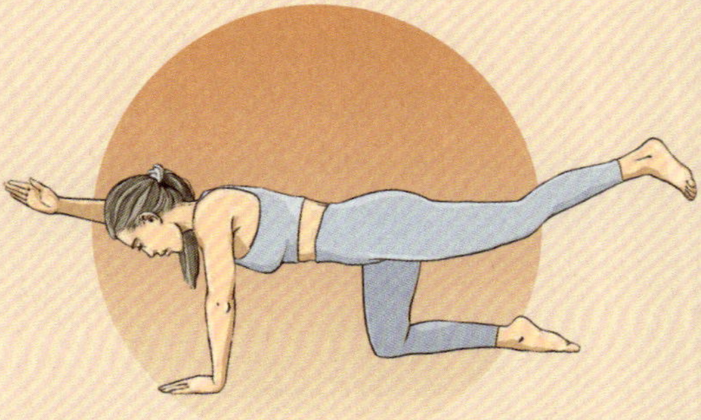

1. Begeben Sie sich in den Vierfüßlerstand. Heben Sie zuerst das linke Bein gestreckt an, senken Sie es wieder ab und heben dann das rechte Bein an. Heben Sie nun den rechten Arm, senken Sie ihn wieder und heben anschließend den linken Arm hoch.

2. Halten Sie die Position, in der ein Bein oder ein Arm angehoben ist, so lange Sie können. Hier gilt: Je länger das Halten, desto kräftigender die Wirkung. Das leichte Zittern ist normal.

Wiederholungen: 3 Durchgänge mit je 10 bis 15 Wiederholungen. Zwischen den Durchgängen je 60 Sekunden Pause.

TIPP: Fortgeschrittene können Arme und Beine auch diagonal heben und dann gleichzeitig halten.

Katzenbuckel

→ Mobilisiert die Wirbelsäule

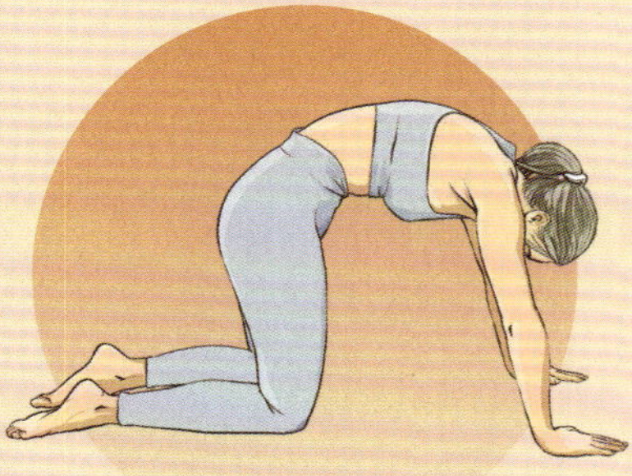

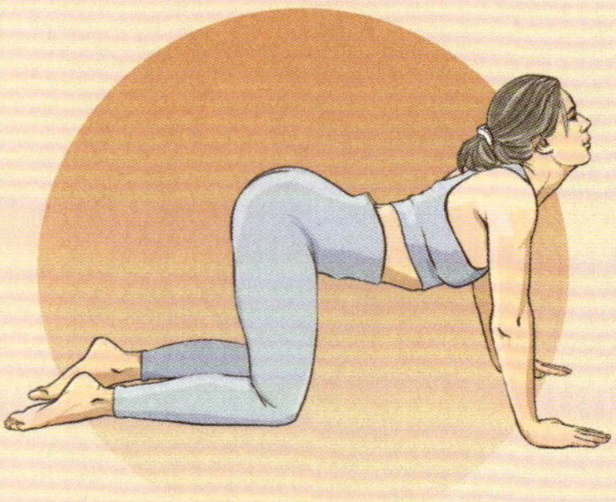

1. Gehen Sie in den Vierfüßlerstand und setzen Sie die Hände senkrecht unter die Schultern und die Knie senkrecht unter die Hüfte. Wölben Sie nun den Rücken langsam nach oben auf – Wirbel für Wirbel. Beginnen Sie hierfür am Steißbein und enden Sie am Scheitel. Der Kopf bewegt sich gleichzeitig in die entgegengesetzte Richtung, der Blick geht in Richtung Beine.

2. Halten Sie die Katzenbuckel-Position für 2 bis 3 Atemzüge und rollen Sie sich anschließend langsam Wirbel für Wirbel zurück, bis der Rücken „durchhängt" Den Kopf leicht in den Nacken legen, 1 bis 2 Atemzüge halten und neu beginnen.

10 bis 15 Wiederholungen

TIPP: Versuchen Sie tatsächlich, jeden Wirbelkörper einzeln wahrzunehmen, und lassen Sie sich Zeit bei der Übung. Je achtsamer sie stattfindet, desto besser.

Box-Jumper

→ Mobilisiert Sprung-, Knie-, Hüft-, Schulter-, Ellenbogen- und Handgelenke

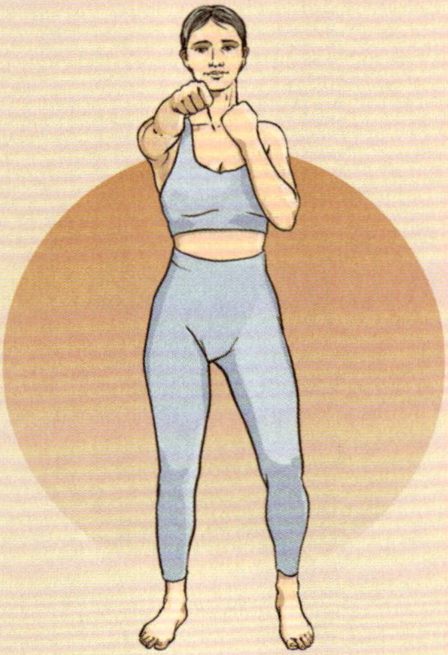

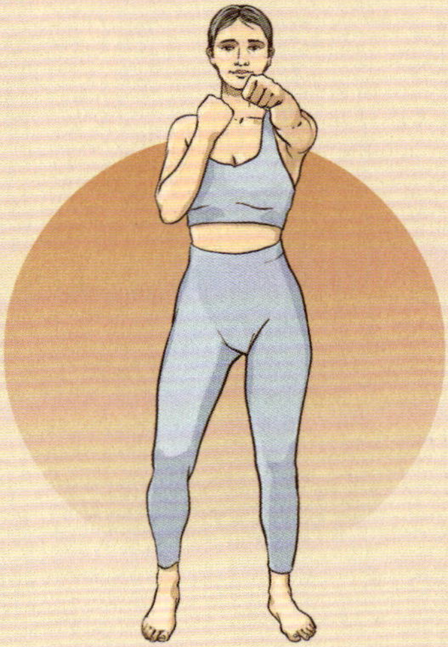

1. Stellen Sie sich hüftbreit auf und ballen Sie Ihre Hände zu Fäusten. Lösen Sie nun die rechte Ferse vom Boden und hüpfen vom rechten Fußballen auf den linken hinüber. Gleichzeitig winkeln Sie den linken Unterarm vor dem linken Oberarm an und schlagen mit der rechten Faust auf Schulterhöhe nach vorn. Der Arm streckt sich.

2. Hüpfen Sie nun in einer kleinen Bewegung auf den rechten Fußballen. Winkeln Sie den rechten Unterarm an und schlagen Sie mit der linken Faust nach vorne. Wiederholen Sie den Ablauf in einer flüssigen Bewegung und halten Sie die Schultern dabei unten.

Wiederholungen: insgesamt 3 Durchgänge mit je 10 bis 15 Wiederholungen. Dazwischen je 60 Sekunden Pause.

TIPP: Es wird leichter, wenn Sie das Gewicht nur verlagern, anstatt zu hüpfen.

Seilspringen

→ **Mobilisiert Sprung- und Handgelenke**

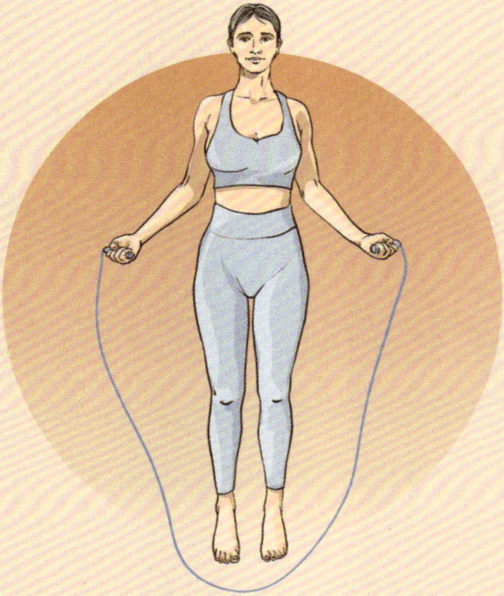

1. Stellen Sie sich in einem hüftbreiten Stand auf und halten Sie die Arme locker neben dem Körper. Schließen Sie die Hände um die Seilenden zu Fäusten und drehen Sie die Daumen nach außen. Drücken Sie sich nun mit beiden Füßen vom Boden ab und springen Sie leicht nach oben. Das Seil lassen Sie dabei einmal um Ihren Körper schwingen.

2. Landen Sie wieder auf den Fußballen und setzen Sie die Fersen nicht ab, sondern springen Sie direkt wieder hoch. Drehen Sie dabei die Handgelenke in kreisenden Bewegungen nach vorne, sodass die Sprünge über das Seil gelingen.

Wiederholungen: 30 Sekunden springen, 30 Sekunden Pause. 3 Durchgänge.

Tipp: Wenn Sie Angst haben zu stolpern oder zu wenig Platz haben, führen Sie die Übung ohne Seil durch.

Hampelmann

→ **Mobilisiert die Sprung-, Knie-, Hüft- und Schultergelenke**

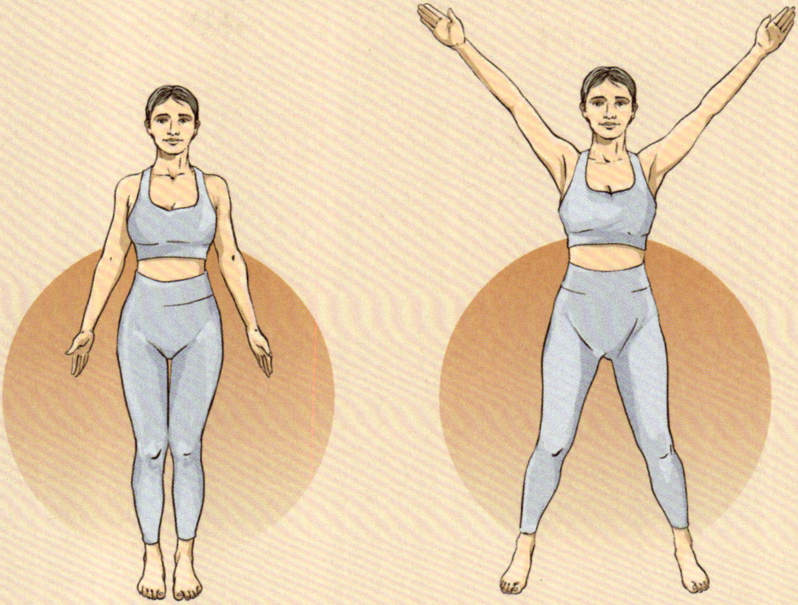

1. Stellen Sie sich in einem hüftbreiten Stand auf, die Arme liegen gestreckt neben dem Körper, die Daumen sind nach außen gedreht, die Finger gestreckt und die Schultern möglichst tief.

2. Spannen Sie den Bauch an und springen Sie mit den Füßen nach außen. Landen Sie dabei nur auf den Fußballen und führen Sie die Arme gleichzeitig über die Seite nach oben zur V-Haltung. Springen Sie zurück zur Mitte und senken Sie die Arme wieder ab.

Wiederholungen: 30 Sekunden springen, 30 Sekunden Pause. Insgesamt 3 Durchgänge. Dazwischen je 60 Sekunden Pause.

Tipp: Je schneller Sie springen, desto reizintensiver wird die Übung. Achten Sie aber immer auf eine saubere Ausführung und Körperhaltung.

Jump-Squat

→ **Kräftigt die vordere und hintere Oberschenkel-, die Po- und die Wadenmuskulatur**

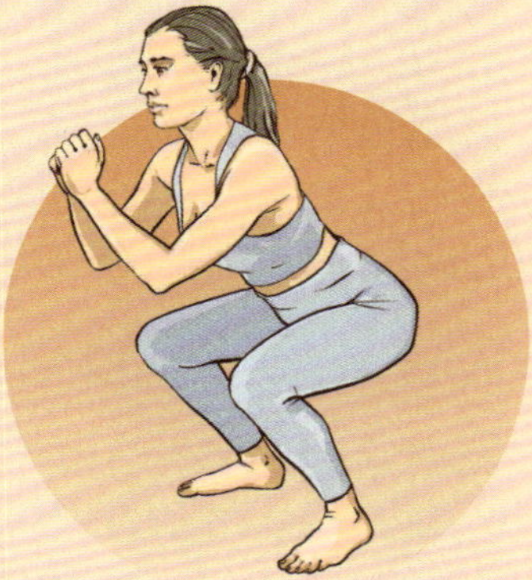

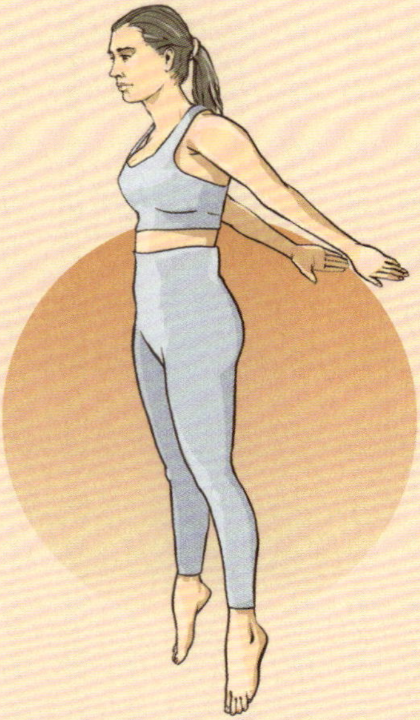

1. Stellen Sie sich hüftbreit auf und drehen Sie die Zehen leicht nach außen. Winkeln Sie die Arme auf Brusthöhe an und verschränken Sie die Finger ineinander. Beugen Sie die Beine und senken Sie den Po bis unterhalb der Knie ab. Halten Sie den Rücken gerade, der Kopf ist die Verlängerung der Wirbelsäule.

2. Drücken Sie sich mit beiden Füßen gleichzeitig fest vom Boden ab und springen Sie gerade nach oben. Dabei werden die Arme über die Seiten nach hinten-unten gestreckt. Achten Sie darauf, dass Sie senkrecht nach oben springen und nicht nach vorne, und kehren Sie in die tiefe Kniebeuge zurück.

Wiederholungen: 3 Durchgänge mit je 10 bis 15 Wiederholungen. Dazwischen je 60 Sekunden Pause.

Tipp: Fortgeschrittene können in der Sprungphase auch die Knie in Richtung Brust ziehen.

Kniebeuge

→ **Kräftigt die vordere und hintere Oberschenkel- sowie die Pomuskulatur**

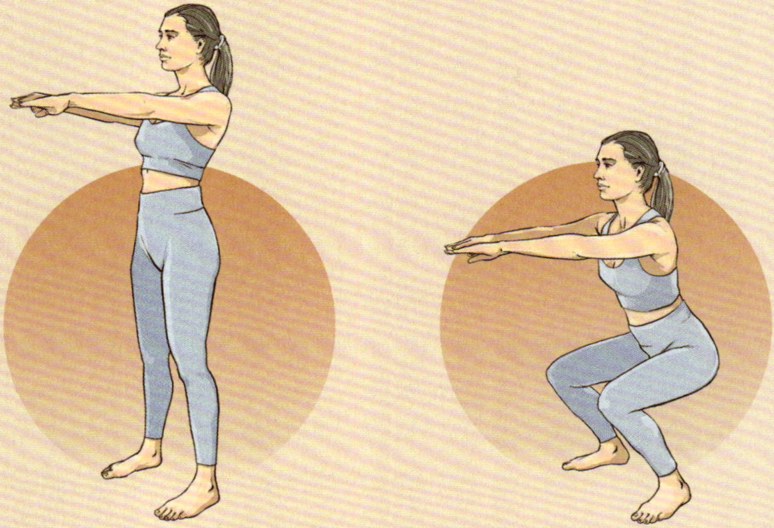

1. Stellen Sie sich hüftbreit auf und drehen die Zehen leicht nach außen. Heben Sie die Arme auf Schulterhöhe und positionieren Sie die ausgestreckten Hände übereinander. Achten Sie dabei darauf, dass Ihre Schultern unten bleiben.

2. Beugen Sie die Beine und schieben Sie den Po bis auf Hüfthöhe nach hinten, als ob Sie sich hinsetzen wollten. Schieben Sie die Knie dabei nicht über die Zehen hinaus nach vorne, sondern drücken Sie sie leicht nach außen. Spannen Sie Bauch und Po an und drücken Sie sich aus den Fersen wieder nach oben, bis die Hüfte wieder gestreckt ist.

Wiederholungen: 3 Durchgänge mit je 10 bis 15 Wiederholungen. Dazwischen je 60 Sekunden Pause.

Tipp: Noch effektiver wird die Kniebeuge, wenn sie nur auf den Zehenspitzen durchgeführt wird.

Split-Squat am Stuhl

→ **Kräftigt die vordere Oberschenkel- und die Pomuskulatur**

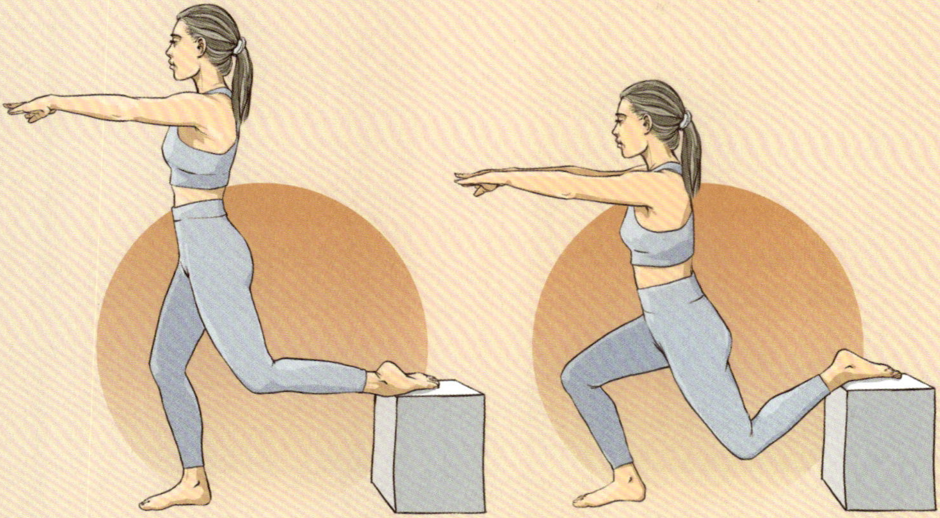

1. Stellen Sie sich vor einen Stuhl und legen Sie den Spann des linken Fußes auf der Sitzkante ab. Das rechte Bein ist leicht gebeugt und die Arme werden auf Schulterhöhe nach vorne gestreckt. Die Hände liegen übereinander, der Oberkörper ist gerade, der Bauch wird angespannt.

2. Beugen Sie das rechte Bein und senken Sie das linke Knie in Richtung Boden ab. Drücken Sie sich aus der Ferse heraus wieder nach oben, strecken Sie das rechte Bein und starten Sie die Bewegung erneut. Führen Sie 10 bis 15 Wiederholungen durch und wechseln Sie dann die Seite.

Wiederholungen: **3 Durchgänge mit je 10 bis 15 Wiederholungen. Dazwischen je 60 Sekunden Pause.**

TIPP: Achten Sie darauf, dass sich das vordere Knie nicht nach vorne über die Zehen hinausschiebt.

Tanzende Krabbe

→ Kräftigt die Bauch-, Arm- und Pomuskulatur

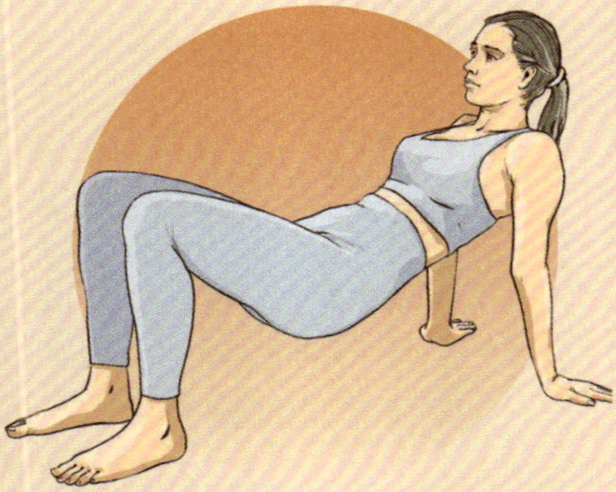

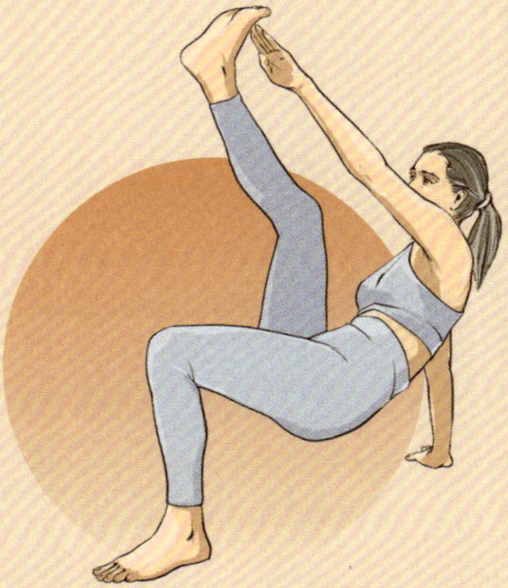

1. Setzen Sie sich mit angewinkelten Beinen auf den Boden. Stützen Sie sich mit gestreckten Armen unterhalb der Schultern hinter dem Körper auf, die Fingerspitzen zeigen nach hinten-außen. Heben Sie den Po an, die Unterschenkel sind nun senkrecht zum Boden.

2. Spannen Sie Po- und Bauchmuskulatur an und heben Sie den rechten Arm, während Sie gleichzeitig das linke Bein senkrecht nach oben strecken. Versuchen Sie mit der rechten Hand den linken Fuß zu berühren und gehen Sie wieder zurück in die Ausgangsposition. Führen Sie die Übung nun mit dem linken Arm und dem rechten Bein durch.

Wiederholungen: **3 Durchgänge mit je 10 bis 15 Wiederholungen pro Seite. Dazwischen je 60 Sekunden Pause.**

Tipp: Achten Sie darauf, dass Ihr Becken während der Übung stets angehoben und stabil bleibt.

Schultertippen im Liegestütz

→ **Kräftigt die Brust-, Arm-, Schulter- und Rumpfmuskulatur**

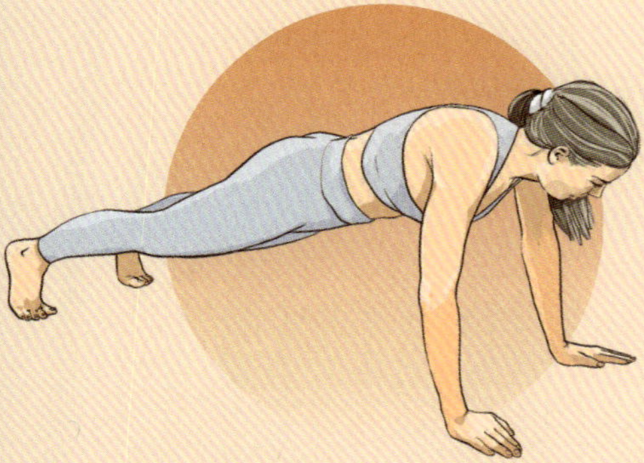

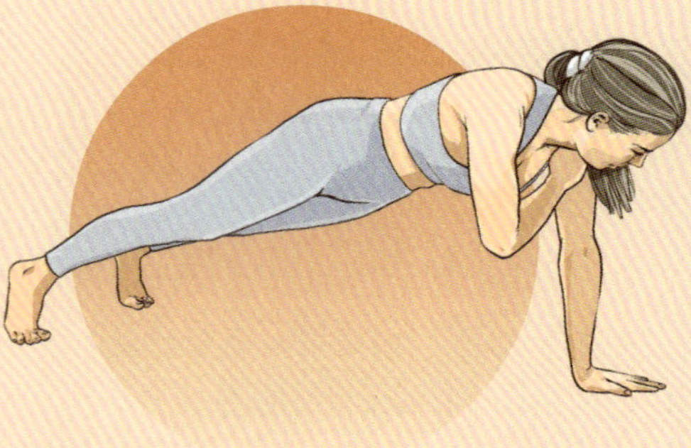

1. Gehen Sie in den Liegestütz, die Füße sind schulterbreit auseinander, die Hände unterhalb der Schultern auf dem Boden aufgesetzt. Beine, Oberkörper und Kopf bilden eine Linie, die Bauchmuskeln sind angespannt. Der Blick geht in Richtung Fingerspitzen zwischen die Hände.

2. Tippen Sie nun im Wechsel mit einer Hand an die entgegengesetzte Schulter und gehen Sie danach wieder in die Ausgangsposition.

Wiederholungen: 3 Durchgänge mit je 10 bis 15 Wiederholungen. Zwischen den Durchgängen je 60 Sekunden Pause.

TIPP: Knicken Sie nicht mit der Hüfte ein, wenn eine Hand den Boden verlässt. Achten Sie hierzu auf Ihre Rumpfspannung.

Plank-Walk-Out

→ **Kräftigt die Rumpf-, Arm-, Brust- und Schultermuskulatur**

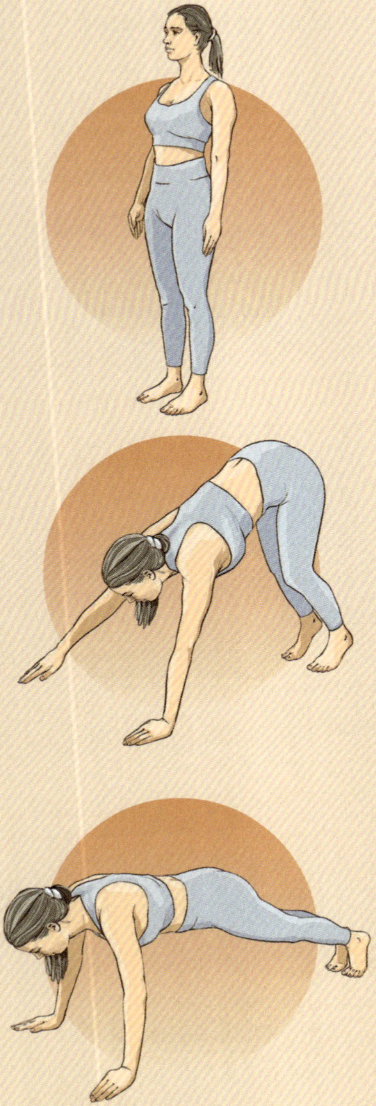

1. Stellen Sie sich aufrecht hin und beugen Sie sich mit geradem Rücken und gestreckten Beinen vor. Die Hände berühren bei gestreckten Armen den Boden, die Fingerspitzen zeigen nach vorne.

2. Gehen Sie nun mit den Händen nach vorn in die Liegestützposition, die Zehen bleiben fest stehen. Halten Sie die Position kurz und gehen dann zurück in die Ausgangsposition.

Wiederholungen: 3 Durchgänge mit je 10 bis 15 Wiederholungen. Zwischen den Durchgängen je 60 Sekunden Pause.

TIPP: Je näher die Fersen am Boden bleiben, desto intensiver ist die Dehnung in der Oberschenkelrückseite.

Scheren-Kick

→ **Kräftigt den unteren Teil der geraden Bauchmuskulatur, die schrägen Bauchmuskeln sowie die vorderen Oberschenkel**

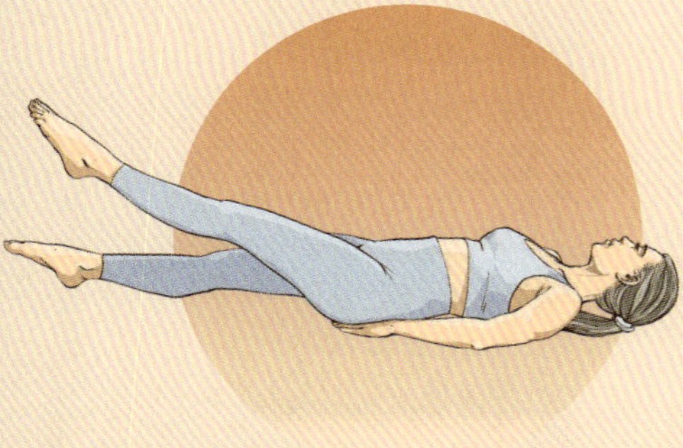

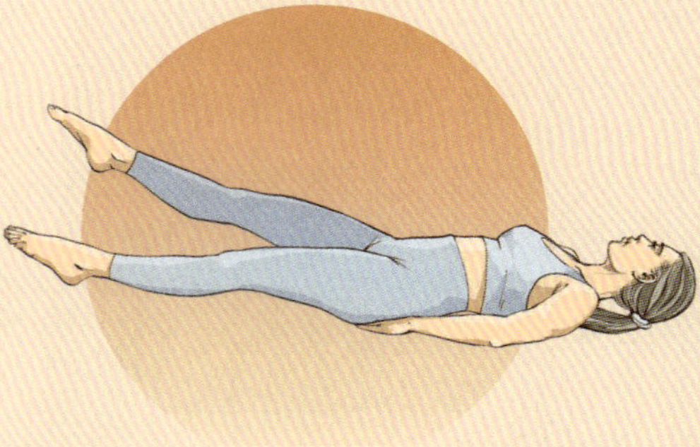

1. Legen Sie sich mit gestreckten Beinen auf den Rücken, die Arme liegen am Körper und die Hände werden unter den Po geschoben. Heben Sie nun die gestreckten Beine an, das rechte Bein kommt ein Stück höher als das linke.

2. Senken Sie das rechte Bein wieder ein Stück ab, bis es parallel zum Boden schwebt, und heben Sie gleichzeitig das linke Bein weiter an. Wiederholen Sie diese Scherenbewegung so schnell wie möglich, ohne die Spannung in der Bauchmuskulatur zu verlieren. Kontrollieren Sie dazu immer wieder, ob der untere Rücken fest auf den Unterarmen liegt.

Wiederholungen: 3 Durchgänge mit je 10 bis 15 Wiederholungen. Zwischen den Durchgängen je 60 Sekunden Pause.

Tipp: Sie können die Scherenbewegung der Beine auch über Kreuz ausführen, dann wird die Übung leichter.

Sachregister

Sachregister

Übungen von A – Z

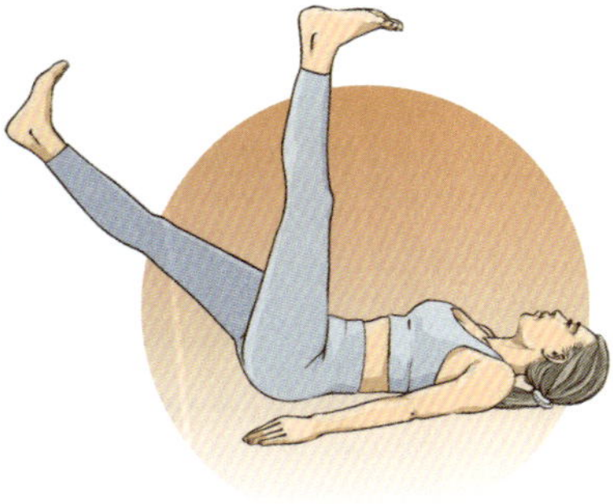

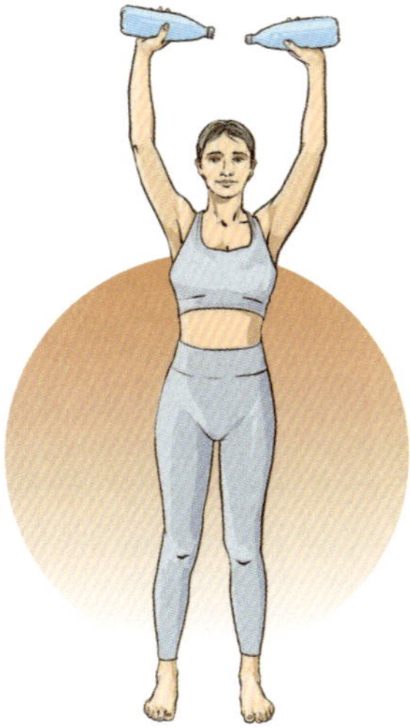

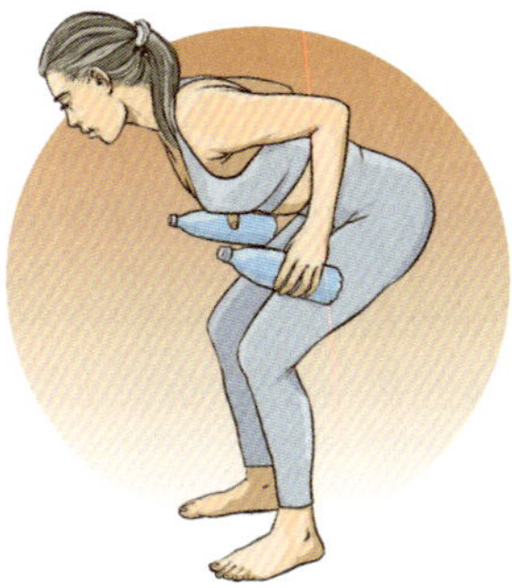

Übungen nach Programmkategorie

Krafttraining

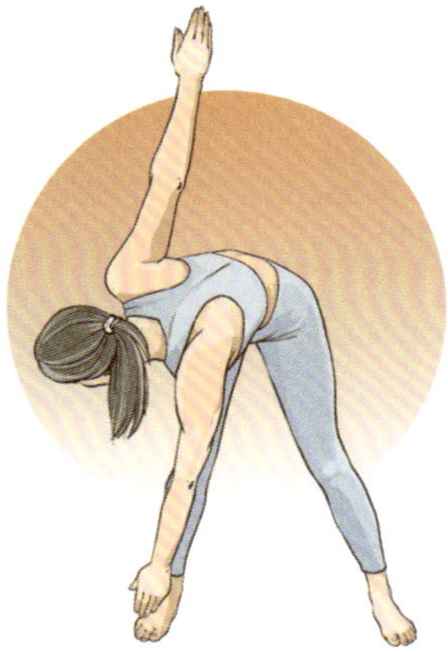

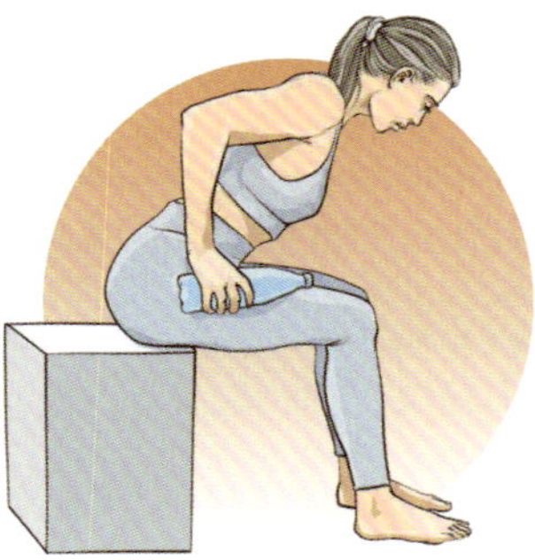

Rücken und Balance

HIT (High-Intensity-Training)

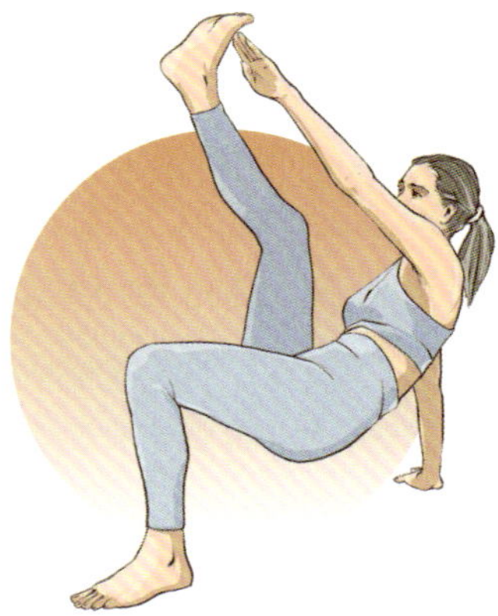

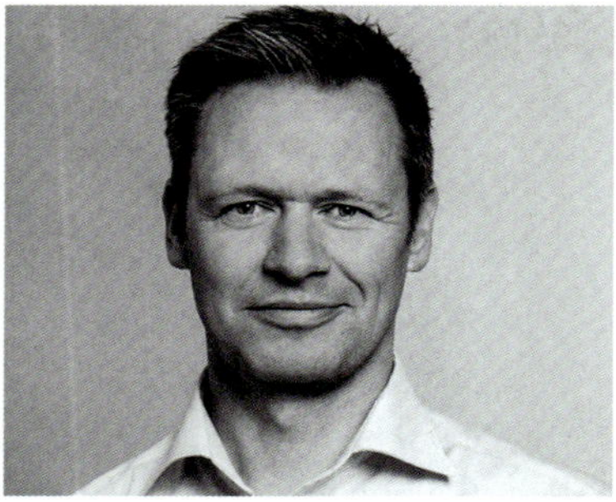

ZUM AUTOR

Prof. Dr. Ralf Oheim (Jahrgang 1977) ist leitender Oberarzt am Universitätsklinikum Hamburg-Eppendorf (UKE). Der Orthopäde und Unfallchirurg ist spezialisiert auf den Fachbereich der Osteologie und forscht und lehrt am Institut für Osteologie und Biomechanik (IOBM) des UKE. Außerdem leitet er das „National Bone Board“ (NBB), eine Spezialambulanz für Patient*innen mit seltenen Erkrankungen der Knochen, der Gelenke und des muskuloskelettalen Systems.

IMPRESSUM

Hinter jedem tollen Buch steckt ein starkes Team

Projektleitung: *Nadine Widl*
Texte: *Anne-Kristin Kastens*
Lektorat: *Melanie Hartmann*
Covergestaltung: *Ina Zimmermann*
Grafische Gestaltung und Satz: *Dorothee Griesbeck*
Autorenportrait: *UKE Hamburg-Eppendorf*
Illustrationen (Übungen): *Jan Russok*
Weitere Fotos und Illustrationen: *Shutterstock*
Herstellung: *Frank Jansen*
Producing: *Jan Russok*
Druck & Bindung: *optimal media GmbH, Röbel*

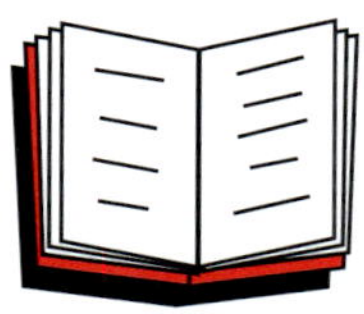

1. Auflage 2025

ISBN: 978-3-96584-519-0
Redaktionsanschrift:
ZS, Edel Verlagsgruppe GmbH,
Kaiserstraße 14b, 80801 München
www.zsverlag.de/kontakt
www.edelverlagsgruppe.de/kontakt

LIEBE LESERINNEN, LIEBE LESER,

wie schön, dass Sie ein Buch von ZS in den Händen halten. „jetzt leben!“ ist das Motto unseres Verlages. Es steht für Genuss und Inspiration, Unterstützung und Motivation. Ob Kulinarik oder Fitness, Gesundheit oder Lebenshilfe – seit über 30 Jahren bieten wir kompetente Ratgeber für (fast) alle Lebenslagen. Wir lieben Tradition genauso wie Innovation – sie treiben uns an. Unsere Autorinnen und Autoren sind Menschen, die zu ihrem Thema wirklich etwas zu sagen und zu schreiben haben. Unsere Produkte sind erzählerisch, appetitmachend und als gedruckte Bücher haptisch echte Erlebnisse. Für Sie mit ganz viel Liebe gemacht! Entdecken Sie mehr aus unserer wunderbaren Welt!

UNSER VERLAGSHAUS

Mit Standorten in Hamburg und München zählt die Edel Verlagsgruppe zu den größten unabhängigen Buchanbietern Deutschlands. Zur Gruppe gehören die Verlage Dr. Oetker Verlag, Edel Sports, KARIBU und ZS.

ZS – Ein Verlag der Edel Verlagsgruppe
www.zsverlag.de
www.facebook.com/zsverlag
www.instagram.com/zsverlag

HINWEIS

Die Ratschläge in diesem Buch wurden mit größter Sorgfalt von Autor und Verlag erarbeitet und geprüft. Eine Garantie kann jedoch nicht übernommen werden. Ebenso ist eine Haftung des Autors bzw. des Verlags und seiner Beauftragten für Personen-, Sach- oder Vermögensschäden ausgeschlossen. Erkrankungen mit ernstem Hintergrund gehören in ärztliche Behandlung! Bei bereits bestehenden Beschwerden kann das Buch daher keinen fachärztlichen Rat ersetzen.